JN314181

テクニック図解
かむ・飲み込むが難しい人の食事

国立国際医療研究センター病院
リハビリテーション科医長・医学博士
藤谷順子

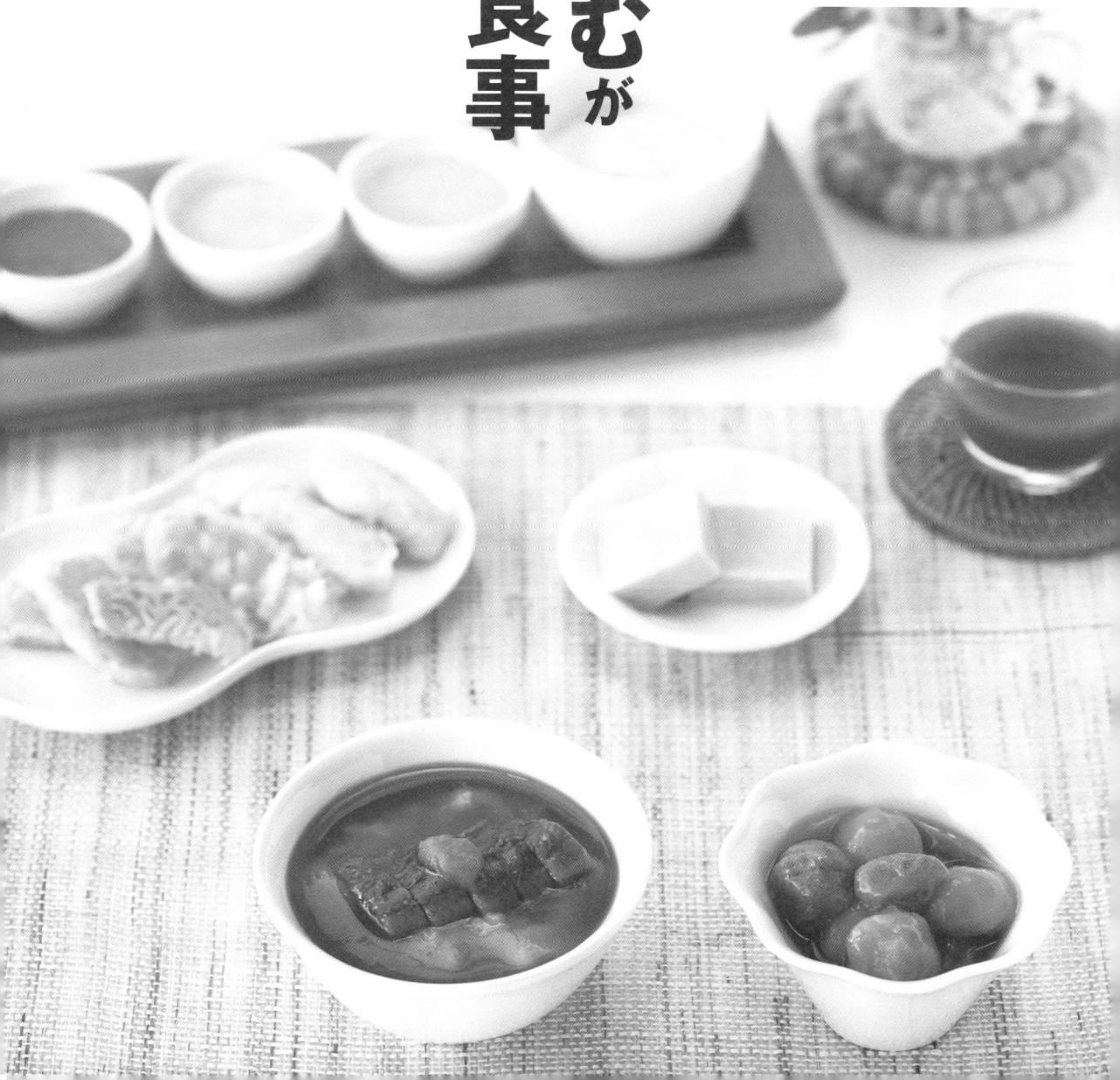

噛む・飲み込むにまつわる話
はじめに

嚥下障害って何？

私はリハビリテーション科の専門医として、長年に渡って「嚥下障害」に携わってきました。嚥下障害とは、噛む・飲み込むといった動作がうまく機能しなくなることで、原因も症状の程度も千差万別です。食事にも危険を回避するためにはどうすればいいか、症状を改善させるためにはどんなリハビリテーションが効果的なのかといった予防と対策の解説にも力を入れました。

しかし、一般の方にとって、嚥下障害という言葉自体が聞き慣れないものであり、突然そう宣告されたところで、とても家族では対応できないことで、何をどうしていいのかわからないと感じる人も多いようです。もちろん、医療者側の説明不足もその要因の一つです。

そこで本書では、私たちが普段食事をしているときに体のどんな機能を使っていて、なぜ嚥下障害が起きるのかというメカニズムから、図解入りで出来るだけわかりやすくまとめてみました。そのうえで、嚥下障害があるとどのような危険性があるのか、危険を回避するためにはどうすればいいか、また、症状を改善させるためにはどんなリハビリテーションが効果的なのかといった予防と対策の解説にも力を入れました。

食べることは人生の基本です。でも、歩けなくなったり目が悪くなったりするのと同様、嚥下障害は特別な悪い病気ではありません。加齢や病気によって誰にでもおこりうることです。適切に対処すれば、自宅での生活を続けることもできます。

まずは難しい言葉のイメージを取り払うところからはじめてみてください。

どんな食事を作ればいいの？

ひと昔前までは、医療の現場でも嚥下障害のある人の食事は、飲み込みやすくてやわらかければいいと、色も味も悪いミキサー食を出しているところが少なくありませんでした。しかし、それでは食欲が湧かず、さらに症状が悪化するという悪循環が起こります。

最近では、味や見た目にも配慮された「嚥下食」が多くなりましたが、それらは病院などの施設で専門の栄養士や調理師によって考えられたもので、一般家庭で毎食再現するのは、時間的にもコスト的にもなかなか難しいのが実状です。

そうした問題をクリアするために、本書では、なるべく手間をかけずに、見た目も良く、美味しく食べられる嚥下食のレシピを紹介します。また、普通食の中でそのままでも嚥下食として通用するもの、買ってきてそのまま食べられる食材（食品）なども数多く掲載しています。嚥下食を作る側の負担を少なくすることはもちろん、食べる人の気持ちにもできるだけ配慮したレシピを選びました。

介護が必要な人のために、巻末には食べてもらうときのコツや、リクライニングベッドでの食事の姿勢、便利な看護グッズなども紹介しています。

嚥下食は、安全に食べられる形態面が大切ですが、味や外見が良いこともとても大切です。

本書が、皆さんが嚥下食を作る際にアイデアやアレンジを付け加えていただくきっかけになれば幸いです。

藤谷　順子

テクニック図解　かむ・飲み込むが難しい人の食事　目次

はじめに ……………………………………… 002
正常な嚥下を理解する ……………………… 006
嚥下障害に関するトラブル ………………… 008
誤嚥を疑うサイン …………………………… 010
栄養と安全 …………………………………… 012
飲み込みの工夫 ……………………………… 014

食べる許可がでる 6つのポイント ……… 017

1 嚥下力 ……………………………………… 018
2 そしゃく力 ………………………………… 020
3 呼吸力 ……………………………………… 022
4 免疫力 ……………………………………… 024
5 口腔ケア力 ………………………………… 026
6 リスク管理力 ……………………………… 028

嚥下・誤嚥に関するQ&A ………………… 030

嚥下段階別レベル2〜5 食材の選び方と調理の工夫 ……………… 033

レベル別食事対応法 ………………………… 034
食べやすくする食事の工夫と考え方 ……… 036
嚥下食に向く食材 …………………………… 038

おすすめ食材 調理テクニック集 ……… 040

野菜
オクラ ………………………………………… 040
かぼちゃ ……………………………………… 041
キャベツ ……………………………………… 042
きゅうり ……………………………………… 043
ごぼう ………………………………………… 044
さつまいも …………………………………… 045
里芋 …………………………………………… 046
きのこ ………………………………………… 047
たまねぎ ……………………………………… 048
大根 …………………………………………… 049
トマト ………………………………………… 050
なす …………………………………………… 051
にんじん ……………………………………… 052
パプリカ ……………………………………… 053
ほうれん草 …………………………………… 054
じゃがいも …………………………………… 055
長ねぎ ………………………………………… 056
薬味類 ………………………………………… 057

果物
りんご ………………………………………… 058
柿 ……………………………………………… 059
バナナ ………………………………………… 059

魚介類
イカ …………………………………………… 060
白身魚（煮付け） …………………………… 061
白身魚（焼き物） …………………………… 062
卵 ……………………………………………… 063
エビ（エビロール） ………………………… 064

肉類
肉（肉ロール） ……………………………… 065

主食
ごはん ………………………………………… 066
麺類 …………………………………………… 067

市販のおかず活用
ひじき煮物 …………………………………… 068
五目豆煮物 …………………………………… 069
高野豆腐煮物 ………………………………… 069
切干大根 ……………………………………… 069

あわせると食べやすくなるもの …………… 070

食事がまた楽しくなる
絶品！嚥下食レシピ68品 ……071

和食
- 天ぷら……072
- 天丼・天ぷらうどん……073
- うな重……074
- すき焼き……076
- 牛丼……077
- 海鮮丼……078
- かつ丼……080
- ソースかつ……081
- カレイのさば味噌煮風……082
- 焼き鮭……084
- 鮭茶漬け……085
- 野菜の煮物……086
- 野菜の豆腐ディップ……088
- れんこんのすりながし汁……090

洋食
- ひとくち煮込みハンバーグ……092
- カニクリームコロッケ……094
- オムライス……096
- クリームシチュー……098
- ポテトサラダ……100

中華
- マグロのタルタル……102
- ねばねば丼……103
- ラザニア……104
- カルボナーラ……106
- ペペロンチーノ……107
- エビグラタン……108
- エビドリア……109
- マーボなす……110
- マーボー豆腐……111
- カニ玉……112
- 酢豚……114
- エビマヨ……116
- エビチリ……117
- あんかけ中華茶碗蒸し……118
- 天津飯……119
- エビワンタンスープ……120
- 中華コーンスープ……121

スイーツ
- ヨーグルトマンゴープリン……122
- ミルクジュレ……122
- 豆腐チーズケーキ……123
- あずきミルク羹……123

ドリンク
- レモネード……124
- コーヒー……124
- 紅茶……125
- 緑茶……125
- にんじんジュース……126
- 青汁……126
- サイダーゼリー飲料……127
- カルピス飲料……127

トロミ剤の正しい使い方……128
市販のジュースのトロミ剤目安……130
車イス・ベッドで食事をするときの正しい姿勢……132
食事の際の介護テクニック……134
介助が必要な人の口腔ケア……136
いろいろあります市販品……138
市販のアイテムを活用する……140
おわりに……142

料理研究・製作・栄養価計算／（株）ヘルシーピット　杉本恵子（管理栄養士）、須田涼子（栄養士）、福原由加里（管理栄養士）、梨木香菜（管理栄養士）、長島陽子（栄養士）　P136-137、P140-141 口腔ケア指導／ふれあい歯科ごとう　歯科衛生士：篠原弓月
取材・文／穴澤賢　イラスト／藤井昌子　デザイン・装丁／岡 優太郎（synchro design tokyo）

口に入ったものが胃に到達するまでの経過
正常な嚥下（えんげ）を理解する

「食べる」ということ

　私たちは普段の生活で何気なく食事をしています。しかし、「食べる」という行為には全身の様々な機能を働かせているのです。

　まず、食べ物を目で確かめ、ちょうどいい分量を、食べやすい体勢で口に運びます。唇で取り込み、そしゃくし、唇を閉じ、飲み込みます。飲み込むときは呼吸を止めています。一時的に気道が閉じられ、食べ物は正しく食道へと進む仕組みになっています。そして飲み込み終わると、気道が開いて再び呼吸ができるようになります。

　こうした一連の行程を「嚥下」といいます（左ページ参照）。

　嚥下は、目・口・舌・頬・脳・神経まで喉の筋肉や感覚はもちろん、総動員させた高度な連携によって行われています。それらの複雑な動きはパターン化され、脳幹でプログラムされているため、普段はほとんど意識することなく「食べる」ことができるのです。

嚥下障害とは？

　何らかの原因によって、食べ物がうまく噛めなくなったり、飲み込みにくくなることを「嚥下障害」といいます。

　嚥下障害を起こす要因は様々あり、症状の重さもそれぞれ異なります。たとえば脳卒中などの後遺症による場合、一部の神経が麻痺することによって正常な嚥下ができなくなります。また、加齢や体力の衰えにともなって、嚥下機能が少しずつ低下していく場合もあります。

　前者のケースでは診断や治療、リハビリテーションが比較的行いやすいのに対し、後者では症状が徐々に進行していくため、自覚症状があまりなく、発見が遅れて深刻な健康被害を起こす危険性が高くなります。

　しかし嚥下障害は、特別な病気ではありません。視力や筋力が衰えていくように、誰にでも起こりうることなのです。

　嚥下障害と向き合うには、症状の程度を正しく把握し適切に対応することが大切なのです。

006

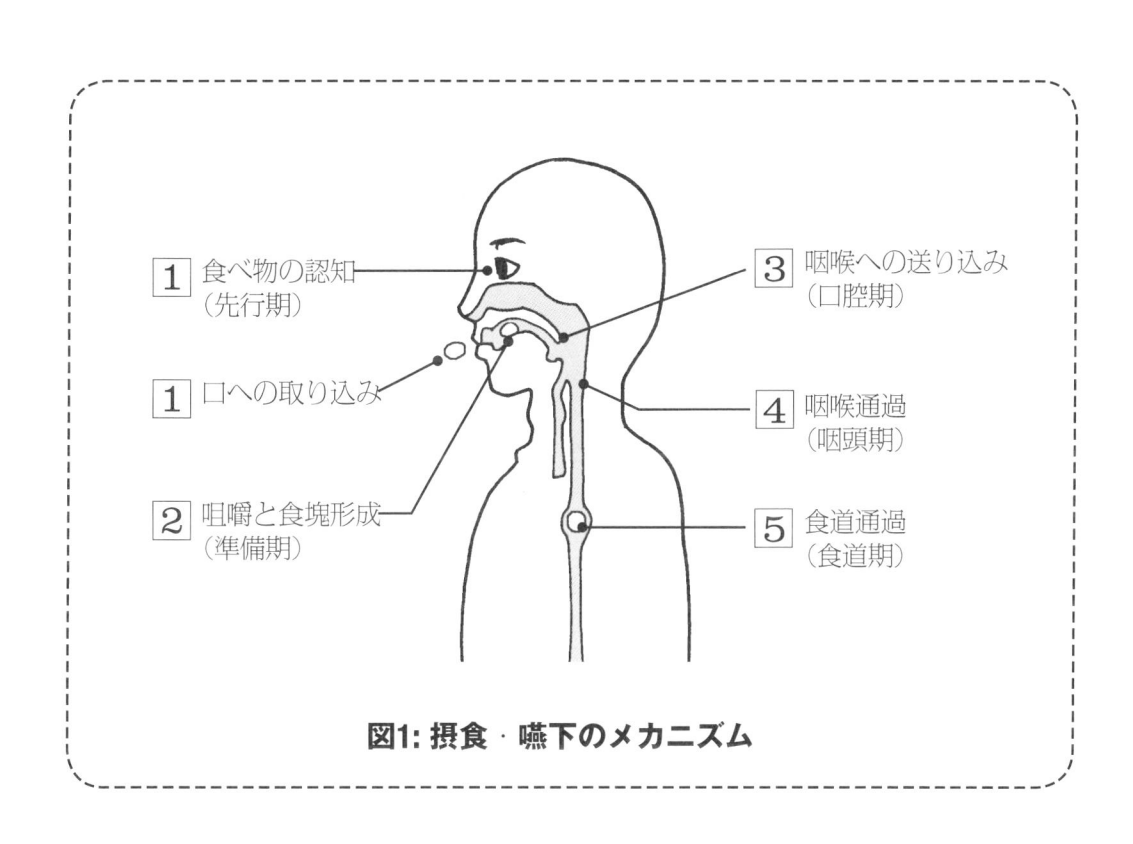

図1: 摂食・嚥下のメカニズム

- ① 食べ物の認知（先行期）
- ① 口への取り込み
- ② 咀嚼と食塊形成（準備期）
- ③ 咽喉への送り込み（口腔期）
- ④ 咽喉通過（咽頭期）
- ⑤ 食道通過（食道期）

ひと口で飲み込むとき

嚥下のメカニズムには5つの行程に分けられます。連続して食べ続ける場合は、2〜4を混在して行っています。

① 先行期（認知期）

食べ物を口に入れる前の段階。目で認識し、手を使って口へと運ぶ。このとき、自分が食べたい一口分や、食べやすい姿勢、口に入れる角度など身体全体を使って調整している。

② 準備期

口に入った食べ物を、口全体を使ってそしゃくして、飲み込みやすい塊（食塊）にまとめる。唇は閉じられ、呼吸は鼻で行う。

③ 口腔期

舌の上に集めた食塊を喉に送り込む時期。上下の歯を噛み合わせた状態で、舌を前方から上あごに押し当てながら食塊を口の奥へと運ぶ。この間は、一時的に呼吸が止められる。

④ 咽頭期

「ごっくん」という瞬間。喉の奥にある弁（咽頭蓋）が気管の入口を塞ぎ、代わりに食道への通路が開く。食塊がそこを通過すると、また気道が確保されて呼吸が可能になる。

⑤ 食道期

食道に入った食塊は、蠕動運動と重力によって胃へと送られる。食道への通じる食道入口部は食塊が通過した後、再び閉じられる。

噛みにくく、飲み込みにくくなったら要注意
嚥下障害に関するトラブル

食べ物や唾液が気管に入ったら

誤嚥（ごえん）

本来は食道へ入るべき食べ物が、誤って気道に入ってしまうことを「誤嚥」といいます。これは誰でも経験があるように、通常であれば激しい咳とともに排出されます。しかし高齢者、あるいは体力が落ちた状態だと、むせが起こらず、そのまま肺まで到達してしまいます。そうなると、肺の一部が塞がった状態となります。さらに、誤嚥が原因で肺炎を起こすこともあります（誤嚥性肺炎）。

そのため嚥下障害では、まず誤嚥を防ぐことが重要になります。食べ物や飲み物だけでなく、唾液も誤嚥することがあるので注意が必要です。特に眠っている間は唾液を誤嚥しやすく、口の中が不潔だと多くの細菌が肺に入り、誤嚥性肺炎の原因になることがあります。

高齢者の肺炎は、高熱などのはっきりとした症状がない場合もあるので、調子が悪いと思ったら医師に診てもらうことをおすすめします。

気づかないうちに脱水状態に？

脱水

年をとると、喉が渇いたと感じる「渇水中枢」の感覚が次第に鈍くなります。ですから実際には身体が脱水状態にあっても、水が飲みたいと思わないこともあります。夜間の頻尿などを嫌って、水分摂取を控える人も少なくありません。

お茶やコーヒーなど、サラサラの液体は誤嚥しやすいため、ただでさえ水分が不足しがちな高齢者が嚥下障害になると、さらに水を飲まなくなり、脱水に陥りやすくなります。

脱水状態が続くと、血液の粘度が増して血管を詰まらせやすく、脳梗塞や心筋梗塞を起こす原因ともなります。

一般的に、成人で一日約二リットルの水分が必要だといわれています。脱水にならないためにも、食物以外で最低一リットルの水分がとれているかどうか、毎日チェックする習慣をつけてください。より安全に水分をとるためには、市販のゼリー飲料を活用したり、とろみをつけるなどの工夫も必要です。

きちんと食べているつもりでも
低栄養

うまく噛めない、飲み込みにくいと感じはじめると、やわらかいものを選ぶようになり、メニューのバリエーションが乏しくなります。おのずと食べる量が減り、やがて低栄養になる恐れがあります。栄養が不足すると、体力や免疫力が落ちるので、病気にかかりやすく、病状が悪化する可能性も高くなってしまいます。

そのため日頃からこまめに体重を計るなどして、低栄養に陥らないよう気を配る必要があります。まずは、できるだけ栄養価を意識したバランスのよい食事を心がけましょう。やわらかくて食べやすいお粥などは、普通に炊いたご飯に比べるとどうしてもカロリーが少なくなりがちなので、高カロリーや高タンパクの栄養補助食品を追加することも検討してみてください。

それでも体重が少しずつ落ちてくる場合は、一度病院で検査をしてもらうことをおすすめします。

なぜ自分だけ、という気持ち
食べられない精神的苦痛

食事は、私たちの生きる源であり、楽しみでもあります。食べたい物が食べられなくなるのは、本人にとってかなりの精神的な苦痛です。また、自分だけ違う物を食べているという疎外感や、安全を理由に食べる物が制限されるのは大変つらいものです。

かといって、食べたいものを食べるのが医学的にみて危険な場合があるのもまた事実です。食事制限については、十分な検査や治療をしたうえで、医師からきちんと説明してもらった方が、本人も納得できて受け入れてもらいやすくなります。

嚥下障害のある人の食事は、医学的な安全を踏まえたうえで、おいしく食べられるように味や外見を工夫し、栄養面にも配慮することが重要なポイントになります。症状に合わせて柔軟に対応することが求められますが、あまり構えすぎないことも大切です。作る人も食べる人も、なるべく負担が少なくなるようにしましょう。

危険を未然に防ぐためのチェックポイント
誤嚥を疑うサイン

こんな症状が出たら要注意

1. 食べ物をよくこぼす
2. 無意識に涎(よだれ)を垂らしていることがある
3. 食べかすや薬が口の中に残る
4. 食事中に咳き込むことがある
5. 食後の咳が増えた
6. 飲み込みにくい食べ物がある
7. 食事に時間がかかるようになった
8. 食べた後に声がかすれる
9. よく痰(たん)がからむ
10. お茶や水でむせることがある

飲み込む機能を自己チェック

嚥下障害は、飲み込むときだけの問題で起こるわけではありません。そしゃくする力、喉へ送り込む力、舌や頬の筋肉、唾液など様々な要素が原因となるのです。起こる頻度も、食べるものによっても変わってきます。

今まで普通に食べていたものが、なんとなく食べづらくなった、飲み込みにくくなったと感じたら、嚥下障害の可能性があります。

上記の十項目の中で、ひとつでも当てはまるものがある場合、食べる際に必要な力や感覚が少し弱くなっているのかもしれません。症状にはもちろん個人差がありますが、軽いからといって放置しておくと、誤嚥や低栄養によって深刻な被害を招く恐れがあります。上記のような症状がみられる場合は、自己判断するのではなく、かかりつけの医師に相談して、自分の嚥下機能の状態を診てもらい、症状にあった早めの対策をとることが健康維持のためにはとても大切なのです。

嚥下機能に関する簡単なテスト

ポイント 唾液を飲み込んでもらう
三十秒に三回できるかどうか

ポイント 水を飲んでもらう
約3cc飲んでもむせないかどうか
（声が変わらないかどうか）

ポイント 咳払いをしてもらう
力強く咳ができるかどうか

ポイント 舌なめずりをしてもらう
唇の周りをぐるりと一周できるかどうか

ポイント 特定の言葉を発声してもらう
「パ・パ・パ」「タ・タ・タ」「カ・カ・カ」
「アー（十五秒）」が言えるかどうか

ポイント うがいをしてもらう
こぼさずにブクブクできるかどうか
いきおいよく吐き出すことができるか

危険信号を見逃さない

加齢による嚥下障害はある日突然起きるのではなく、少しずつ進行するため、本人でも気がつきにくいものです。高齢者は気道に食べ物や痰があっても激しいむせが起こらず、自覚がないこともあります。誤嚥性肺炎になってはじめて嚥下障害が発覚するというケースも実は多いのです。

右ページにある項目の中で、気になる点があれば、上記のテストをしてもらってください。嚥下障害の疑いがあれば、耳鼻科もしくはリハビリテーション科などで「嚥下内視鏡」や「嚥下造影」を受けることをおすすめします。嚥下内視鏡は鼻から内視鏡を入れた状態で食べ物を飲み込んでもらう検査で、嚥下造影はバリウムを入れたゼリーなどを少しずつ食べてもらい、その動きをレントゲンで撮影する検査です。これらの検査を受けることで、食べる、飲み込むという行程の中でどこに異常があるのかをチェックし、治療に役立てることができます。

嚥下障害の問題と管理

栄養と安全

栄養 脱水を予防する

高齢者は若い人と比べて身体に蓄積されている水分量が少ないので、脱水予防のため、十分な水分をとっていただきたいところです。しかし、嚥下障害があると、お茶やコーヒーなどサラサラした液体は誤嚥しやすくなります。安全に水を飲むには、とろみをつけるなど工夫する必要がありますが、味が悪くなると水分摂取自体が苦痛になってしまいます。とろみ剤を使うには、なるべく味を変化させないように注意しましょう。介護する場合は、飲んでもらう前に自分で飲んでみてとろみ具合や味をたしかめてみてください。ある程度とろみのついているフルーツジュースを選んだり、ゼリー飲料などで水分を摂るという方法もあります。また、食材にも水分は含まれているので、うまく工夫して一日に必要な水分をとりましょう。

栄養 栄養不足対策

体格によって差はありますが、高齢者が低栄養にならないためには一日に1300カロリーくらいは必要だといわれています。噛む、飲み込む、といった力が落ちてくると、やわらかい食べ物が中心になり、一回に飲み込める量も減ります。同じ一膳でもご飯よりお粥の方がカロリーが少ないように、栄養も不足しがちになります。たまごや大豆製品といった、たんぱく質を多く含んだ食材や、カロリーの高い物を選ぶようにしましょう。一度に食べられる量が少ないなら、一日3食ではなく食べる回数を増して、一日の総量を多くするという方法もあります。

いずれにしても、栄養はバランスよくとることが大切です。一週間単位で食材をどれだけ消費したかを目安に、炭水化物、たんぱく質、脂質、ビタミン、食物繊維などいろいろな栄養素がとれるような献立を考えてみましょう。

栄養＆安全 — 油脂の嚥下のしやすさを利用

食べ物を飲み込みやすくするために、油脂を加える方法があります。

たとえば、ゆで卵の黄味はそのままだとパサついて食べづらいですが、マヨネーズで和えると食べやすくなります。肉も赤身だけより少し脂肪があるバラ肉の方が、スムーズに飲み込めます。

油脂は喉のすべりをよくして、嚥下をうながす効果があるので、誤嚥を防ぐことにもつながります。

生活習慣病の心配から敬遠される方も多いですが、油脂はカロリーも高いため、少量でもエネルギーが確保できるというメリットもあるのです。さらに肉料理は、たんぱく質の供給源としても大変優れています。

糖尿病やコレステロールを厳しく制限されている場合を除いて、適量の油脂をうまく活用しましょう。

安全 — 見た目・香り・味・温度

食事をするときは、口だけでなく目や鼻も使っています。つまり、「おいしい」と感じるかどうかは味覚だけでなく視覚や嗅覚も関係しているのです。それに、おいしいものや好物はたくさん食べることができますが、おいしくないものはなかなか喉を通りません。これは嚥下障害がある人でも同じなのです。なぜなら、脳の中で食欲が刺激され、嚥下反射が起きやすくなるからです。

ですから、同じ料理でも「見た目」と「香り」と「味」が良ければ、通常よりも飲み込みやすくなるのです。また、おいしいと感じる「適温」もあります。

見た目がおいしそうで香りもよければ、誤嚥せずに安全に飲み込めるかという「安全面」も、もちろん重要ですが、それ以外のポイントもリハビリテーションの大切なカギとなるのです。

安全に配慮した飲み込みの工夫

食べるときの姿勢を見直す

食事中にむせやすい人や、飲み込みにくい人は、安定した姿勢で食事をしているかチェックしてみてください。車椅子の場合も、食べるときには足を床につけて体をしっかり安定させましょう。

顎があがった状態では、口の中と気管が直線的に結ばれるため、誤嚥する危険性が高くなります。さらに飲み込むときに喉仏を「ゴックン」とさせる筋肉も動かしにくくなります。危険を避ける意味でも、飲み込みやすくするためにも、食事中は軽く顎を引いた姿勢が理想的です。ただし、力を入れすぎると逆に飲み込みづらくなるので、なるべく楽な状態で、胸から拳ひとつ分くらい上のところに顎がくるように意識してください。食器によっても顎が上がりやすくなることがあるので注意しましょう。

うまく飲み込むテクニック

食べる力が低下して、うまく飲み込むことができなくなると、窒息や誤嚥の危険性が高まります。正しい姿勢や、適切な調理法を考えると同時に、やはりそうした危険を避ける努力もしておきたいところです。

「食べる」「飲み込む」という動作は、脳の中でパターン化されているため、ほぼ無意識に行っています。

しかしながら嚥下障害の症状がある場合、飲み込みを意識的に行うことで、うまく飲み込めるケースもあります。さらに、食べるときに少し工夫することで正常な嚥下反射、つまり飲み込む反応が起こりやすい状態を作り出すこともできるのです。

次のページから紹介する「飲み込むテクニック」を身につけて、より安全に食事ができるように努めましょう。

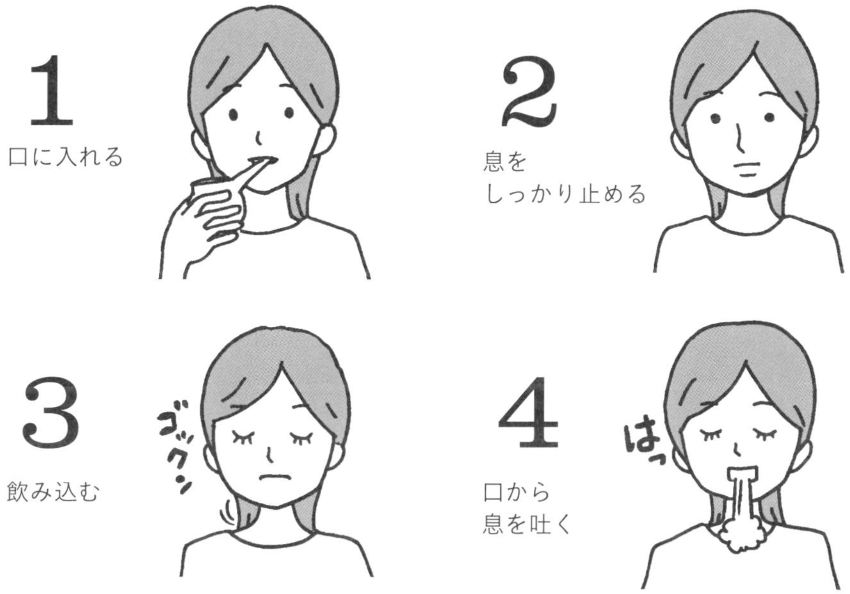

1 口に入れる

2 息をしっかり止める

3 飲み込む ゴックン

4 口から息を吐く はっ

図2: 息こらえ嚥下

工夫1 嚥下の意識化

むせが起こりやすい人は、飲み込むときに口を閉じて「ゴックン」という動作を意識することで、むせが少なくなるケースがあります。テレビなど、他のことに気をとられながらの食事では誤嚥する危険性も増えるため、食べるときは食事に集中するようにしてください。

工夫2 息こらえ嚥下

飲食物を飲み込む前に意識的に息を止め、飲み込んだら「は！」と強く息を吐き出します（図2）。呼吸と共に飲食物を吸い込んでしまう誤嚥を防ぐ効果があります。

工夫3 複数回嚥下

飲み込んだ後でも、口の中や喉に食べかすが残っていることがあります。そのままの状態では、喉に溜まった食べかすを誤嚥する危険性が高まります。飲み込んだ後に軽く咳き込んだり、声がぜいぜいする場合は喉に食べかすがある可能性があります。そのようなときは、唾を飲み込むつもりでもう一度飲み込みの動作を行ってください。

安全に配慮した飲み込みの工夫

工夫 4　交互嚥下

唾を飲み込むのが難しい場合は、食物を飲み込んだ後に、喉ごしの良いゼリーなどを飲む、ということを交互に繰り返すことで、口の中や喉の食べかすをキレイに飲み込める場合があります。

工夫 5　うなずき嚥下

軽く顎（あご）をあげた後、飲み込むときにはうなずくように顎を引きます。喉への送りこみが難しい人に有効です。食べ物を喉へ送る際には重力を利用するため顎をあげますが、飲み込むときは誤嚥を防ぐために必ず顎をしっかり引くように注意してください。

なお、背中が曲がって首が水平に近くなっているような人の場合、自然と首の振りが大きくなっていることがあります。その場合は、無理に姿勢を変えるとかえって飲みにくくなることがあるので、試してもらう前によく観察してみてください。

図3: 誤嚥
- 食べ物
- 食道
- 気管

図4: 食塊残留
- 食塊
- 食道
- 気管
- 声帯

工夫 6　体温±20度（プラスマイナス）

温かい食べものは温かく、冷たい食べものは冷たく、それぞれの料理を適温で食べることが、嚥下反射を促すといわれています。料理を出すときは体温プラスマイナス20度以上を目安に心がけてみてください。

工夫 7　嚥下の確認方法

喉仏（甲状軟骨）が上にあがっているかどうかを目で見るか、軽く指で触れて確認します。飲み込みの際に、喉仏が指一本分くらい上部に移動しているかどうかが目安です。

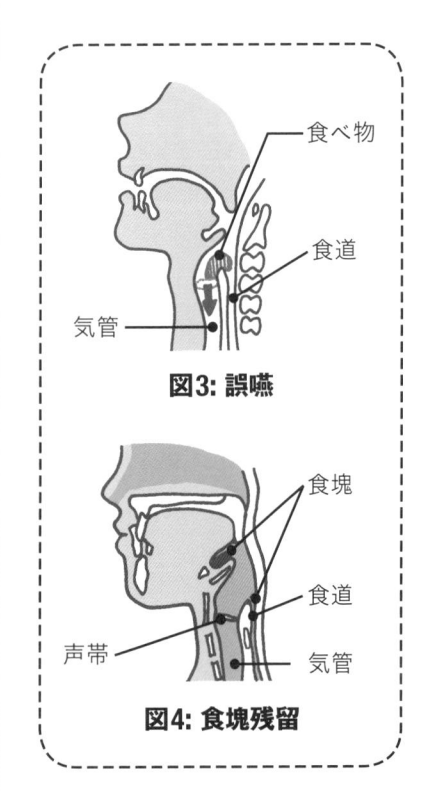

食事で医師から注意勧告を受けているとき

食べる許可がでる6つのポイント

食べる力の回復のために

医師がなぜ嚥下障害のある人に食事制限をしたり、胃瘻(いろう)をすすめるかというと、誤嚥によって肺炎になる危険を避けるためです。

しかし、口を動かす機会が少なくなると、どんどん食べる機能が衰えてしまいます。日常的に使っている筋肉や機能でも、使わないでいると案外簡単に落ちてしまうものです。

また、一度胃瘻になるともう二度と口から食べることができないと思い込んでしまう方も多いものですが、必ずしもそうではありません。口から食べることを休んでいるときも、食べるために必要な機能を鍛えて、再び口から食べられるようになることを目指しましょう。

嚥下に関わる器官を鍛える

食べるときには、口はもちろん全身のあらゆる器官や筋肉を使っています。その口の中のいずれかが弱ってきたため、嚥下機能に影響が出たと考えられます。

つまり、弱ってきた部分を鍛えることができれば、症状を改善させることができるのです。嚥下に使う筋肉は、頭を支える首の筋肉と共通しているので、首のまわりに筋力がつけば、飲み込みが行いやすくなります。腹筋・背筋を鍛えれば、誤嚥しても咳で吐き出すことができます。また、免疫力を高めれば少々誤嚥しても肺炎にかかりにくくなります。

次のページから、比較的簡単に行える6つのポイントを紹介します。難しい場合は、できる範囲からはじめて、少しずつ難易度をあげていくなどしてみてください。

口から食べられないと諦めるのではなく、日頃からこうした訓練を行って、食べる力を取り戻す努力をしてみましょう。

point 1

嚥下力

嚥下基礎力をアップする
← 首まわりの筋肉強化でアップ

こんな症状の方に

- 食事中にむせやすい
- 飲み込みが悪いと感じる
- 喉がごろごろする
- 力を入れないと飲み込めない

原因

ここでいう嚥下力とは、飲食物を飲み込む際に「ゴックン」と喉仏を大きく持ち上げる力をさします。加齢や病気で首の筋力が落ちると、嚥下力が低下して、正常な嚥下ができないため、食事中に誤嚥してむせやすくなったり、喉に残留物が残ってごろごろすることがあります。また、寝たきりの状態が続くと、首の筋力が急速に衰えて、頭を支えるのに精一杯になり、喉仏を持ち上げる余力がなくなってしまいます。
力を入れないと飲み込めないのも、首まわりの筋力が低下して嚥下力が落ちていると考えられます。

対処方法

嚥下には頭を支える首まわり全体の筋肉が必要になりますが、特に首の前面の筋力が重要になります。その部分の筋力をつけることで、スムーズな飲み込みができるようになる可能性があります。
効果的なのは、頭あげ運動（1）ですが、きつければ最初は誰かに頭を支えてもらったり、リクライニングした状態からでもかまいません。
また、食道がしっかり開くためには首のリラクゼーションも大切なので、首のストレッチ（2）や、肩の上げ下げ運動（3）、マッサージ（4）なども行いましょう。

首まわりの筋肉を強化する 嚥下体操

1 頭あげ運動

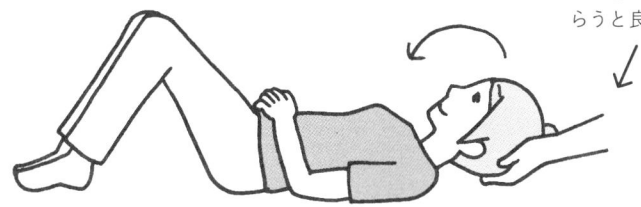

寝ころんだ状態から頭を持ち上げた状態で「1秒間キープを30回、首をあげた状態で30秒間キープを1回」を目標にしてください。

自分で頭が上げられないときには、支えてもらうと良い。

ポイント➡ しっかりと顎を引いた状態で顎を胸につけるつもりで頭を持ち上げるようにしましょう。

2 自分で行う首のストレッチ

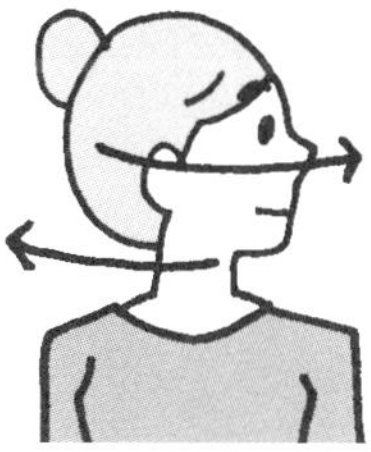

水平にゆっくり左右に動かす（各3回）。

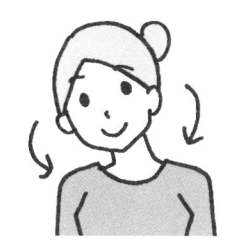

ゆっくり耳を肩につけるように横に倒す（各3回）。

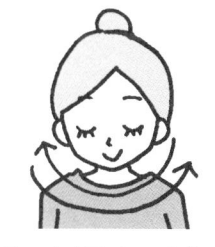

ぐるっと1周ゆっくりまわす（左右各1回）。

3 肩の上げ下げ

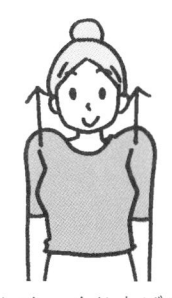

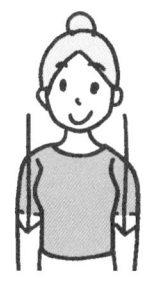

1. ゆっくり上げる
2. ストンと落とす。
（1-2を連続3回）

4 首まわり、肩を手で揉みほぐす

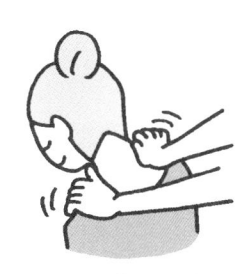

両肩をゆっくりと揉んで楽になるまでマッサージ

point 2 そしゃく力

嚥下基礎力をアップする
口・舌の筋肉強化でアップ

こんな症状の方に

- よく食べ物をこぼす
- 気がつくと涎(よだれ)を垂らしていることがある
- 固めのものを食べるのが極端に遅い
- 口の中で食べ物がばらける

原因

餅 つきの風景を思い出してみてください。杵で餅をついた後に必ず餅を返す人がいます。そしゃくの原理も実はこれと同じで、歯で食べ物をかみ砕いた後に、舌や頬を上手に使って再び歯の上に乗せているのです。そのとき、食べ物が外にこぼれないように唇はしっかり閉じられています。

食べるのが極端に遅くなったり、口の中で食べ物がばらけるのは、歯の問題だけでなく、舌や頬がうまく機能していない可能性があります。食べ物をこぼしたり、涎が垂れたりするのは、唇の筋力が落ちているためと考えられます。

対処方法

正常なそしゃくを行うためには、歯がきちんと揃っていることや、舌・頬・唇をうまく動かす必要があります。

歯の手入れや義歯の調整は歯科でしっかり行ってください。その他の口の機能を鍛えるためには発声練習が効果的です。

噛むこと、口の中で食塊にまとめること、喉の奥に食べ物を送ることは、発声するときと同じ、舌・頬・唇を使っているため、発声訓練をすることでそしゃく力の改善に繋がります。

口の運動（2）や、舌の運動（3）も有効です。

口、舌の筋肉を強化して そしゃく力をアップ

1 声の運動

【効果と目的】
頬の筋肉を鍛えるためには母音を。舌を鍛えるためには子音を意識します。総合的なそしゃく力をあげるために、しっかり発音できているか自分の耳で確認しながら行ってください。

【訓練の実際】
同じ音を、つよく、はっきりと繰り返します。

口唇音：ぱ・ぱ・ぱ・ぱ・ぱ
　　　　ば・ば・ば・ば・ば
　　　　ま・ま・ま・ま・ま
奥舌音：か・か・か・か・か
　　　　が・が・が・が・が
舌尖音：た・た・た・た・た
　　　　だ・だ・だ・だ・だ
　　　　な・な・な・な・な

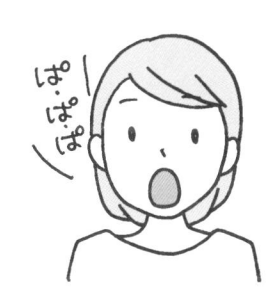

「ぱ・ぱ・ぱ」「た・た・た」「か・か・か」「ら・ら・ら」をゆっくり3回。できるだけ速く3回言う。

アドバイス➡ うまく発声できなかった音を繰り返して練習する。

2 口の運動

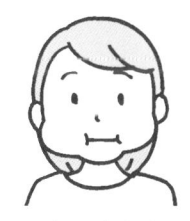

1. 両ほほをふくらませる。

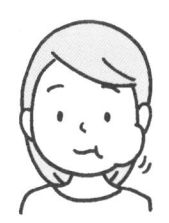

2. 左右をかわりばんこにふくらませる。（8回）

アドバイス➡ 可能であれば氷を口に入れて左右に動かしましょう（噛まずに）

3 舌の運動

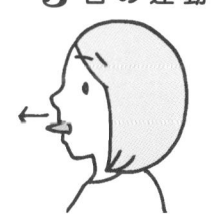

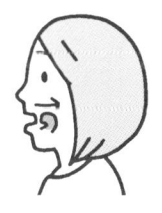

1. 舌をできるだけ前にまっすぐ出して、後ろに引く（3回）。

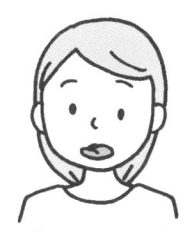

舌なめずりをする要領で唇の周りをゆっくり3周させます。

上級コース➡ 唇と歯の間に舌を入れて同様に舌の先端、あるいは舌先を一周させてみましょう。

point 3 呼吸力

嚥下基礎力をアップする

咳をする力でアップ

こんな症状の方に

- むせても異物感が残る
- 力強い咳ばらいができない
- 声が小さくなった（鼻呼吸ができない）
- 常に痰がからんでいる

原因

咳をするには、ある程度の筋力が必要ですが、腹筋や背筋が弱くなってくると、力強い咳払いができなくなります。そのため咳をしても誤嚥したものを吐き出すことができず、異物感が残ります。同様に痰もからみがちになります。呼吸するときにも筋力を使うので、腹筋が落ちてくると鼻呼吸より楽な口呼吸をするようになります。しかし、口呼吸では食事中に息を止めていられないため、空気を吸う際に誤嚥する危険性が高くなってしまいます。また、腹筋が弱ると、吐く息も弱くなるため声が小さく、途切れがちになります。

対処方法

力強い咳払いができるようになるためには、腹筋を鍛える必要がありますが、寝た状態からでは難しい場合もあるので、ここでは椅子に座った状態でもできる腹筋運動を紹介します（1）。腹式呼吸（2）や、咳の訓練（4）を行うのも効果的です。

呼気の訓練（3）では、ただ発声するよりも歌を歌うことをおすすめします。歌うときは自然と深く息を吸い込むので、呼吸力アップのリハビリテーションに有効です。音程をとるには喉の筋肉の微妙な動きが必要とされるため、嚥下力アップにも効果があります。

咳をする力で **呼吸力をアップする**

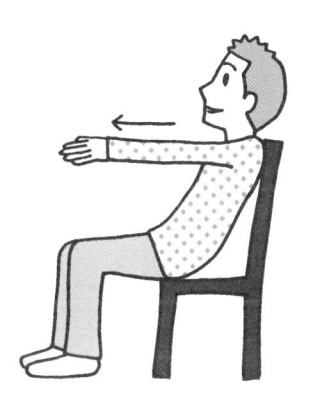

1 腹筋運動

イスに腰掛け、背もたれによりかかって、腹筋の力で背中をまっすぐに起こす。（5-10回を繰り返す）

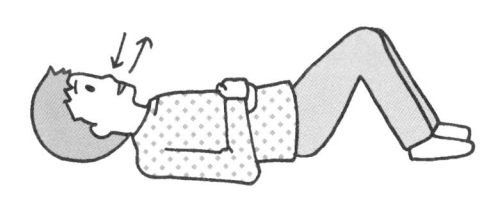

2 腹式呼吸

息を吐くときはお腹を引っ込め、吸い込むときはお腹をふくらませる。慣れるまでは仰向けになって、両手をお腹にあて、お腹がふくらんだり、凹んだりするのを確認しながら行う。（3-5回を１日に数回）

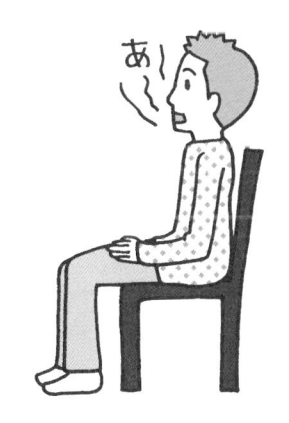

3 呼気の訓練

「あー」と声を出し続ける。毎日少しずつ行う（1回15秒を目標）。歌をうたうのも良い。

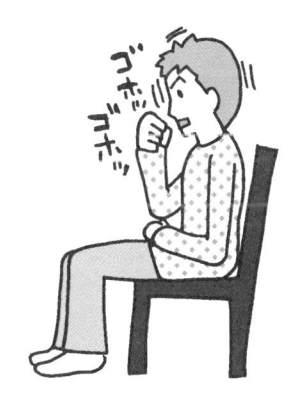

4 咳の訓練

背中を伸ばした状態で、腹筋を意識して咳をする。立っても座ってもどちらでもよい（1回につき10回連続を目標）。

point **4**

嚥下基礎力をアップする

免疫力

← 肺炎を起こさない体力をつくる

こんな症状の方に

- よく微熱を出す
- 風邪をひきやすい
- 体重が落ちていく
- 食が細くなった

原因

嚥下障害によって食べられる食事が限られると、栄養が不足しがちになり、免疫力が低下します。そのため、風邪をひきやすく、体調を崩しやすく、また治りも遅くなります。微熱が続くような場合は、誤嚥による気管支炎の疑いもあります。

低栄養によって体力が落ちてくると、さらに食が細くなって免疫力が落ちるという悪循環に陥る恐れがあります。

胃瘻の場合も、栄養面には気をつけて、体重が少しずつ減少しているようなら、内容を見直す必要があります。

対処方法

食事ができる場合は、カロリー、たんぱく質、ビタミン、鉄、亜鉛などに配慮して食材を選びましょう。特に朝はしっかりたんぱく質を補給するようにしてください。

食事から摂るのが難しい場合は栄養補助食品を利用しましょう。ヨーグルトや納豆なども腸内環境を整えて免疫力をあげる効果があります。

また、お散歩などほどよい運動も体力回復に最良です。落語を聞くなどして笑ったりすることも免疫力を高める効果があるといわれています。

024

嚥下障害の人が不足しがちな栄養素

不足しがちな栄養素	不足を補う栄養素が多く含まれる食品
ビタミンA	卵黄・うなぎ・モロヘイヤ・銀だら・かぼちゃ
ビタミンE	かぼちゃ・うなぎ・アボカド
ビタミンC	柿・いちご・かぼちゃ・じゃがいも・さつまいも
鉄	ほうれん草・枝豆・豚レバー・凍り豆腐・卵
亜鉛	うなぎ・牛ひき肉・卵・レバー・納豆
たんぱく質	豆腐・卵・牛乳・牛豚ひき肉・カレイ・タラ

嚥下障害の人が食べやすく、比較的カロリーの高い食品

食品名	1食で基本的に食べる分量とカロリー
ねぎとろ（ねぎ抜き）	85kcal（188g）
ウニ	45kcal（29g）
プリン	157kcal（1個・110g）※グリコ　プッチンプリン
バナナ	39kcal（1/2本・75g）
温泉卵	77kcal（1個・60g）
アボカド	131kcal（1/2個・100g）
バニラアイスクリーム	139kcal（1個・39g）
ヨーグルト	85kcal（1個90g）※チチヤスヨーグルト
はちみつ	65kcal（22g）
シュークリームのカスタードクリーム	368kcal（1個・80g）
マヨネーズ	80kcal（大さじ1）

参考文献：
「簡単！食品カロリー早わかりBOOK」　平成14年5月1日　吉田美香著　㈱主婦の友社発行
「新・毎日の食事のカロリーガイドブック」2003年8月20日　香川芳子監修　女子栄養大学出版部発行

point 5 口腔ケア力

嚥下基礎力をアップする

はみがき力で誤嚥性肺炎予防

こんな症状の方に

- 口の中に食べ物が残る
- 舌が白い
- 口臭がある
- 歯みがきをしない

原因

口の中に食べかすが残っていたり、歯磨きなどの口腔ケアを怠ると、口内の微生物が爆発的に増えます。そのような不衛生な唾液を誤嚥すると、誤嚥性肺炎をおこす危険性がより一層高くなります。また、食事や会話をすることが減り、舌を動かす機会が少なくなると、舌の表面の古い細胞が新陳代謝されずに残り、そこに微生物が繁殖して、舌苔と呼ばれる白い苔のような物が溜まった状態になります。舌苔は、口臭のもとになるだけでなく、舌の感覚を鈍くして、嚥下や残留に悪影響を与える原因となります。

対処方法

増えた細菌は口の中でバリアを作っているため、うがいだけでなく、しっかり歯ブラシなどでバリアを壊す歯磨きをしてください。特に朝起きたときと就寝前は口腔ケアをする習慣をつけましょう。入れ歯の場合も、入れ歯を洗浄するのはもちろん、口の中も清潔にしてください。

ベッドで歯磨きをする場合、仰向けだと誤嚥の危険性が高くなるため、起き上がるか横向きで行うよう注意してください。

歯磨きは嚥下機能のいい刺激になるので、可能な限り歯磨きは本人で行うことをおすすめします。

はみがきで口腔ケア力をアップする

食べなくても口の中は清掃する

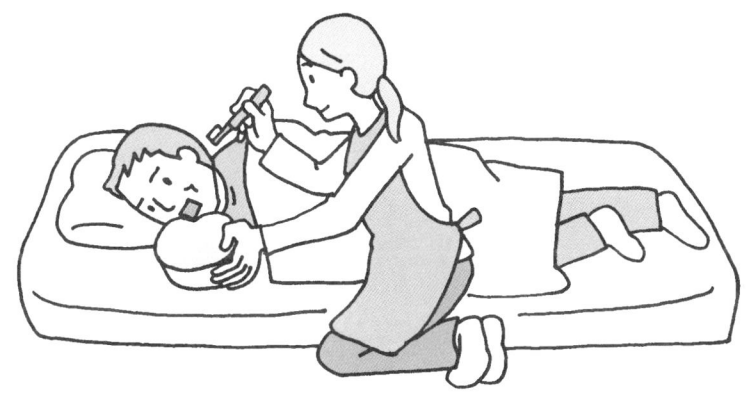

【効果と目的】
食後は食べかすがほおと歯ぐきの間、唇の内側にたまりやすい。舌の上に舌苔とよばれる白い苔のような汚れが付着すると、口臭の原因にもなるので、食事をするしないに関わらず、毎日清掃する習慣をつける。

アドバイス→ 口をゆすいだ水を出してもらう器はカップ麺の空き容器が痛くなくて最適。自分で歯磨きが出来る場合は電動歯ブラシも活用してみましょう。

入れ歯のお手入れ

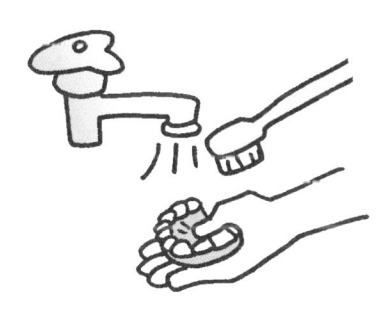

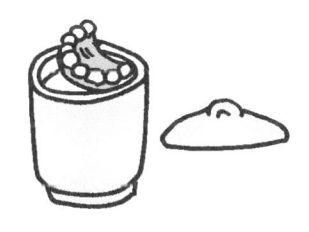

入れ歯は洗浄液につけるだけでなく、しっかりブラシで磨いてください。また、残っている歯や歯茎、舌も磨きましょう。

手に片マヒがある場合

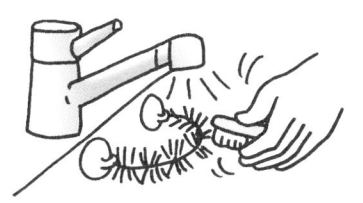

片手しか使えなくても、図のような義歯専用ブラシが市販されている。吸盤がついているので、洗い場の側面に取り付けられる。

point 6

リスク管理力

嚥下基礎力をアップする
元気なときから演習を

こんなときのために

- 誤嚥してしまったとき
- 窒息しそうになったとき
- 発熱
- 咳や痰が増えた

原因 ↓ **さまざまな対策**

窒 息といえば餅を想像するかもしれませんが、実際にはご飯（特におにぎり）やパン、ポテトサラダなどの食べ物を口の奥や喉に少しずつ詰まらせた結果、窒息してしまうケースも少なくありません。
　また、誤嚥は誤嚥性肺炎の原因になります。
　肺炎の3兆候は咳・痰・発熱といわれていますが、高齢者ではそれほど急激な症状が出ない場合もあります。微熱が繰り返し出るきや、咳や痰が増えたときも、誤嚥性肺炎の前兆である可能性を疑いましょう。

食 事中に息が荒くなったときは窒息を疑いましょう。食べ物を詰まらせている場合は、速やかに救急（119）に電話してください。救急隊員が駆けつけるまでにするべきことを教えてくれます。
　誤嚥してしまったときは、できるだけ咳で吐き出す努力をしてください。その後、痰が増えたり微熱が出るようであれば早めに病院で診てもらってください。
　いずれにしても、危機管理のためには、何かあったときにすぐに相談できる医療機関とネットワークを築いておくことが重要です。

元気なときから 非常時訓練を万全に

誤嚥・窒息をしてしまったら

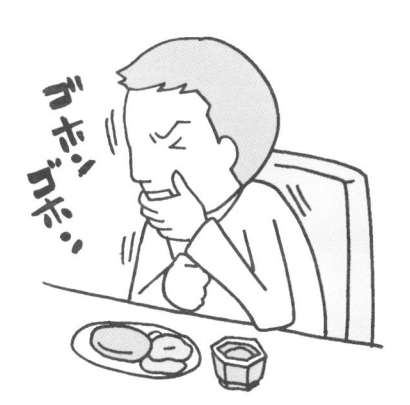

【むせたときの対処】

咳をするときは顎(あご)をあげず、少し前かがみの姿勢をとる。

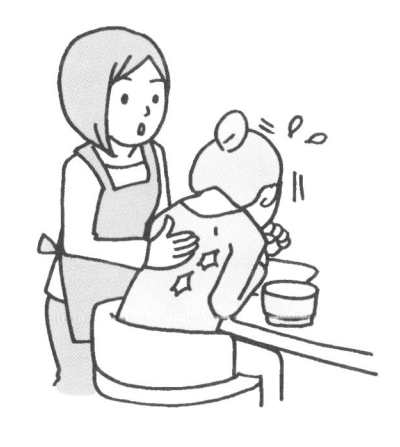

【窒息状態の対処】

口の中に指を突っ込んで詰まっているものが取れるかどうか。前かがみになってもらって、背中の中央より少し上あたりをトントンと叩いてみる。詰まったものを吐き出しても、かけらが残っている可能性があるので、半日から1日は様子を見る。

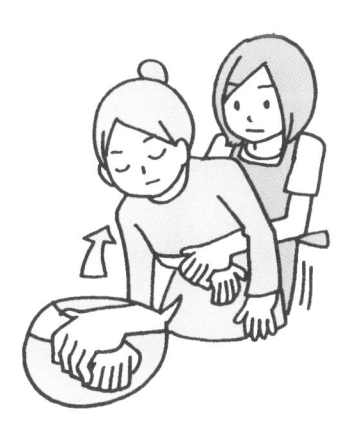

【窒息状態の対処】

意識を失っているような場合はすぐに救急に連絡することが大切。そのうえで、救急隊員の指示に従って行動する。
あるいは、後ろ側から両手を回してみぞ打ちあたりで組み、後ろに引っ張り上げるように圧力を加えるハイムリック法もある。

看護師さんやお医者さんがよく質問される

嚥下・誤嚥に関するQ&A

Q 誤嚥と残留の違いは何ですか？

A 誤嚥は飲食物が誤って気道へ向かい声帯より下へ侵入することをさします。いっぽう、残留は喉や声帯の上、食道の入口に飲食物が残っている状態をさします。残留があると、後で残留物を誤嚥する可能性が高くなります。誤嚥はその一歩手前の黄色信号ということになるので注意が必要です。

Q 口から食事をしなくても、入れ歯はしておいた方がいいのでしょうか？

A 入れ歯をしていた方が、唾液が飲み込みやすくなります。唾液の誤嚥を防ぐためにも入れ歯はしておいてください。
また、入れ歯をつけていると言葉の発音も明瞭になります。さらに、入れ歯を外した状態が長く続くと、顎の骨の形が変わってしまうため、就寝時以外はなるべく入れ歯をしておくことをおすすめします。

Q 胃瘻を入れることを勧められましたが、どんなものなのでしょうか？

A 腹部から胃の壁まで穴をあけ、管を通して直接栄養を送り込む方法です。鼻からの管がなくなり、本人や家族でも栄養の注入が簡単に行えるというメリットがあります。
口から充分な栄養がとれない場合や、誤嚥の危険性が高い場合にすすめられることがあります。口からの食事と平行して、栄養を補うケースもあります。身体に穴をあけることに抵抗感を持たれる人も少なくありませんが、口からの食事が可能になった場合は、簡単に閉じることができます。

030

Q 介護食と嚥下食は、どう違うのですか？

A
一般的に介護食とは、介護が必要な方の食事をさす言葉で、広い意味で使われています。いっぽう嚥下食とは嚥下調整食の略で、嚥下障害のある方の食事をさします。介護食と違う点は、嚥下食では「やわらかさ」だけでなく、「凝集性（まとまりやすさ）」、「付着性（べたべたしないもの）」を重視するところです。また、症状の程度によっても形態が変わってきます。

Q 食事中によくむせているし、嚥下障害があるように思えるんですが、本人が認めようとしません。どうすればいいでしょう？

A
高齢者で心配だからといって車の運転を控えて欲しいと言われるのと一緒で、本人は自分のどこかの機能が落ちていることを認めたくはないものです。プライドも傷つきます。家族による説得が難しいときは、病院で検査を受けて医師から説明してもらいましょう。

また、嚥下障害だからといって食べるものを急に変えたりしないで、なるべく普通食に近い食事を出すことも、受け入れやすくするコツです。

Q 嚥下食を毎回作るのは大変そうな気がして不安です。

A
症状にもよりますが、嚥下食だからといって、特別に考えすぎず、日常的に食べている料理の中で、大丈夫そうなものを選ぶ目も養うようにしましょう。

あるいは、茶碗蒸しの鶏肉やぎんなんだけよける、かに玉のグリーンピースだけよけるなど、一部の食材さえ避ければ普通食でも食べられるケースもあります。

温泉卵や絹ごし豆腐など、嚥下障害があっても食べられる普通食は多くあります。

本書を参考に、料理にひと工夫加えることも大切ですが、ときには外食したり市販品を使うなどして手を抜くことも嚥下食に向き合うコツです。

嚥下・誤嚥に関する Q&A

Q 嚥下食を作っても、なかなか食べてくれません。

A 食卓を囲んでいる中で、自分だけ違うものを食べさせられるのは嫌なものです。なるべく家族みんなで同じような料理を食べるようにしましょう。また、「これは駄目」「あれは駄目」というより、「これなら大丈夫」という発想が大切です。そのためには、美味しく食べられそうなものを探しに、一緒に買い物に行くのもいいかもしれません。

Q 持病がある場合、嚥下食をどのように考えたらいいですか？

A 嚥下食とは形態面のことなので、糖尿病や腎臓病など持病がある場合、栄養面では医師の指導に従ってください。そのうえで、かたさや形態だけ嚥下機能に合わせて調整してください。

Q 今度、同窓会があるのですが、嚥下障害があるので欠席しようかと思っています。

A 近頃では、事前に伝えておけば対応してくれるホテルもありますし、そうでない場合でも、食べられるものだけ食べて、足りない分は持参したゼリーで補うといった方法もあります。嚥下障害は特別なことではないので、交友関係を自粛せず、どんどん外出するようにしましょう。その方が気分も明るくなりますし、周りの人たちもきっと喜んでくれると思います。

嚥下段階別 レベル2～5
重度　軽度

食材の選び方と調理の工夫

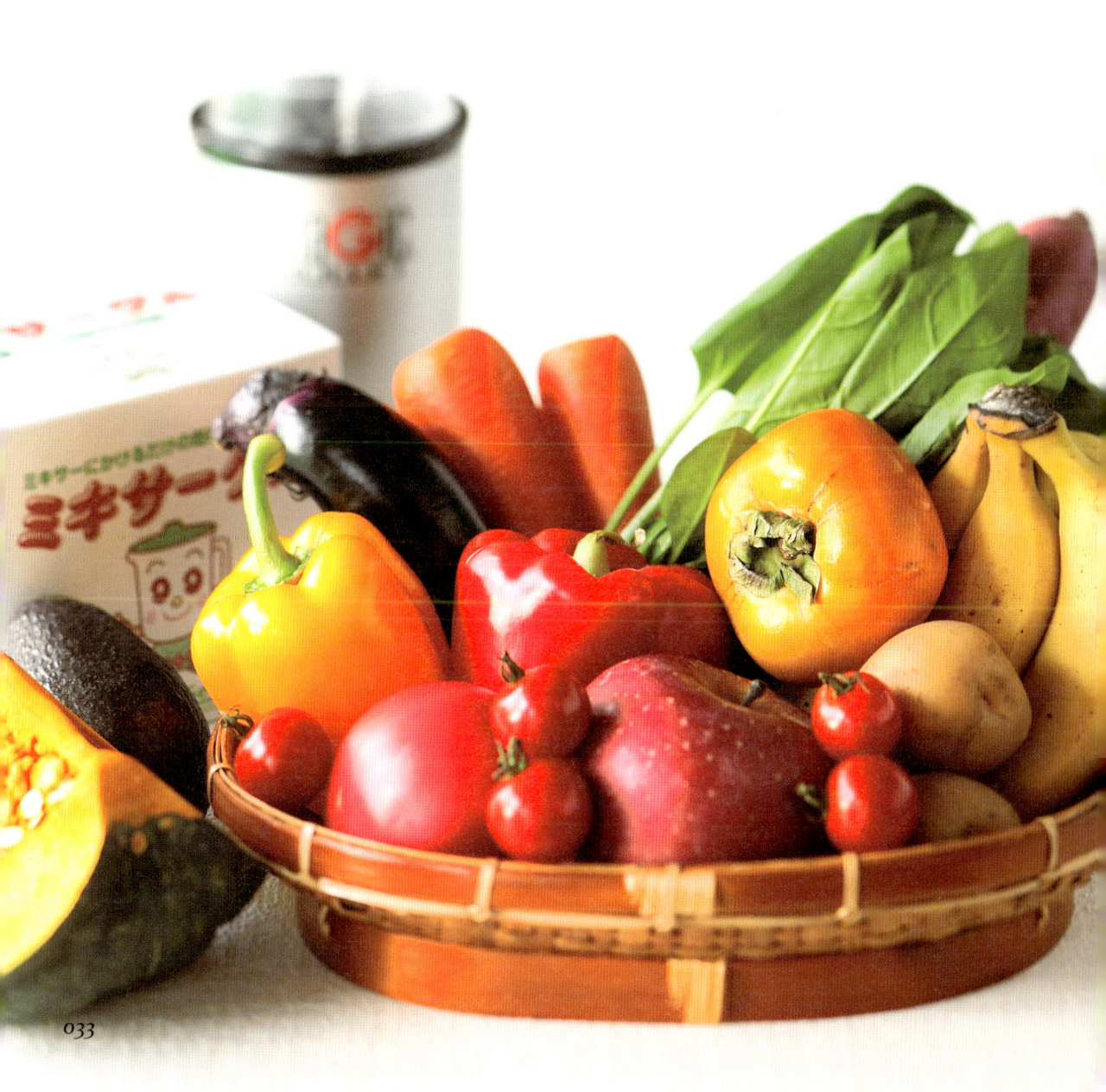

レベル別 食事対応法

症状の程度を把握する

一口に嚥下障害といっても、症状の程度にはかなり幅があります。様々な症状の方に対応するために、医療の現場では、段階的な嚥下食を用意してリハビリテーションを行っています。

左のページは、日本摂食・嚥下リハビリテーション学会による嚥下食のレベル分類です。

レベル一が最も症状が重い方のためのもので、症状が軽くなるにつれ、レベルが上がり、食べられる料理の幅が広がっていきます。

脳梗塞の後遺症のようなケースでは、レベル1からはじめ、2、3、というようにステップアップしていきますが、高齢による嚥下障害の場合には、3や4からはじめる場合もあります。

どのレベルの物なら安全に食べられるのかをある程度把握したうえで、症状に応じた食事をとりながら徐々にレベルを上げていくことが、嚥下障害のリハビリテーションでは基本となります。

現状に合わせて食べものを選択

嚥下食がレベル分けされているからといって、誰もがどこかの段階にはっきりと当てはまるわけではありません。体調なども によっても、食べられる料理や量は変わってきます。レベル2は毎回ちゃんと食べられるけれど、レベル3は少ししか食べられない、といったように実際は複数の段階にまたがっていることがほとんどです。

どのあたりのものなら食べられるかについては、自分だけで判断するのではなく、医師や看護師、栄養士などにも相談してだいたいの目安をつけてください。

安全に食べられるものがわかれば、食事の中にひとつ上のレベルの一品を加えるようにして、訓練していきましょう。

本書に載っている料理のレシピでは、基本的にレベル5～3は同じ調理方法です。レベル2はさらに飲み込みやすいよう、粒々がなくなっていたり、なめらかさが増すなどの工夫がされています。

嚥下調整食のレベル分類

（日本摂食・嚥下リハビリテーション学会試案）

症状 軽 → 重

レベル 5 嚥下調整移行食
- かたすぎず、ばらけにくく、バラバラにならず、貼り付きにくいもの
- 箸やスプーンで切ることができる（ナイフは不要）

（例）箸で切れる豚肉の煮込み・カニ玉・シチューなど

レベル 4 嚥下調整やわらか食
- 歯がなくても口の中で押し潰すことができ、そしゃくが不十分でもまとまりやすく、喉でばらけないようなもの
- 箸かスプーンで食べるようなもの

（例）柔らかいハンバーグの煮込み・とろみのついた汁・大根や南瓜の柔らかい煮物など

レベル 3 嚥下調整ピューレ食
- ピューレ状・ペースト状・ムース状・ミキサーにかけたもの
- べたつかず、まとまりやすく、サラサラでないもの
- そしゃくしなくても口の中で食塊となるもの
- やわらかい粒状のものが混在しても良い
- ある程度形があり、スプーンで食べるもの

レベル 2 嚥下調整ゼリー食
- やわらかく、なめらかなゼリー状かプリン状のもの
- 肉・魚などのすり身をやわらかくゼリー状にしたものも含む
- スプーンですくってそのまま食塊状にすることができる

レベル 1 嚥下訓練ゼリー食
- 付着性・凝集性・かたさに配慮したゼリー
- 均一で離水しないもの
- 少量すくってそのまま丸飲みが可能
- 口の中に残っても管で吸引することができるやわらかさ

※日本摂食・嚥下リハビリテーション学会の雑誌8月号で公表し、2011年10月現在パブリックコメントを集めている。

食べやすくする
食事の工夫と考え方

> 「かたさ」
> 「付着性」
> 「凝集性」
> 3つの指標

嚥下障害の人にとって、食べやすさ、飲み込みやすさを決める3つのポイントは「かたさ」と「付着性」と「凝集性」です。つまり、やわらかく、口や喉に貼り付きにくく、口の中でまとまりやすいものほど嚥下しやすいということになります。一般的な料理でも、この3つの指標さえクリアしていれば十分嚥下食として通用します。

ここでは、調理にひと工夫加えて飲み込みやすくする方法をいくつか紹介します。

食べづらい食感への注意と工夫

食感・食べづらい理由	工夫・注意
かたさ 肉の塊やタコやイカなど噛むのに力が必要なもの。またタケノコやせんべいのように噛むと口の中でばらけやすいもの。	そしゃく力が落ちていると、細かく刻んでも口の中でバラバラになるだけで誤嚥する危険性が高くなる。噛まなくてもいいくらい柔らかく煮る、刻む場合はつなぎを混ぜてまとまりやすくするなどの工夫が必要。
付着性（ふちゃくせい） のりやわかめのように口の中にはりつきやすいもの。葉物野菜の葉の部分のように薄っぺらいもの。	ペタペタしたものは口の中だけでなく喉にも貼り付きやすいため、なるべく使用を避ける。わかめを細かく刻んで味噌汁のようにサラサラしたものと組み合わせると余計に誤嚥しやすくなるのでNG。
凝集性（ぎょうしゅうせい） 固ゆで卵や焼いた鮭のように口の中でまとまりにくいもの。ふかし芋のように水分の少ないもの。	そしゃくするとばらけてしまうものは、誤嚥の原因になる。また、含まれる水分量が少ないものは窒息の原因にもなる。使用するときは、とろみのある調味料とからめて飲み込みやすくするなどの注意が必要。
離水性（りすいせい） 高野豆腐のように固形物とサラサラの水分に分離してしまうもの。スイカ、ミカンなどの果汁の多い果物。	形態は柔らかくて食べやすそうでも、噛んだときに多く出てくるサラサラした液体を誤嚥してしまう可能性が高くなる。同様に果物にも気を配る必要がある。

一般的に食べやすい形態

一度で口に入る大きさ形態	箸やスプーンでも切れるくらいの柔らかさに調理するか、あらかじめ一口大にしてから盛りつける。
軟らかさを均一にする	かたさに違いのある食材が一緒になっていると口の中でばらけやすいため、ひとつの料理はなるべくかたさが同じになるようにする。
口の中でまとまる形態	あまり噛まなくても口の中で飲み込みやすい塊になるように、白米なら水分を多めにして炊いたりしてやわらかく調理する。

食べやすくするための調理法

する
玉ねぎやじゃがいものようにかたいものでも、すり下ろしてからシチューなどに入れることによって飲み込みやすくなる。

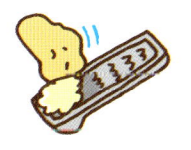

つぶす
芋類・豆類は加熱して熱いうちにつぶしてつなぎを入れると良い。ミキサーがなくてもフォークの背などでつぶせる。

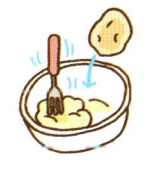

蒸す
プリンや茶碗蒸しはもちろん、魚の切り身なども焼くより蒸した方が身がやわらかくなる。さらにあんをかけると食べやすくなる。

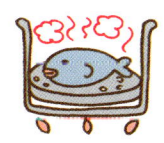

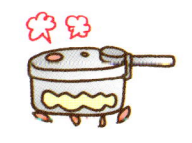

煮る
大根などは隠し包丁を入れて煮る。肉も噛まなくていいくらいに煮込むと食べやすくなる。圧力鍋を使うと短時間で煮込める。

ちょっとした工夫で食べやすくする

つなぎを使う
とろろや卵と混ぜながら食べることで飲み込みやすくなる。

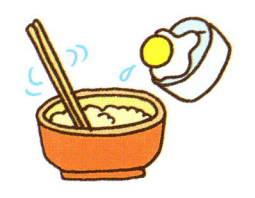

あえる
マヨネーズやタルタルソースのようなとろみのある調味料であえてまとまりを良くする。

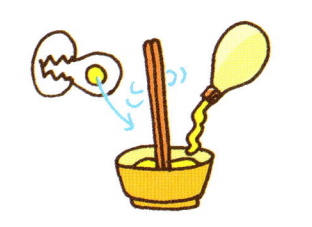

あんかけにする
焼き魚や白身フライなどにあんをかけるだけで、口の中でばらけにくくなる。

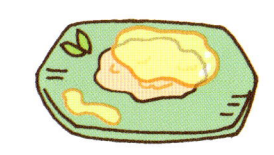

素材の特徴を理解する
嚥下食に向く食材

嚥下食で大切な3つのポイントは先述した通りですが（P36）、基本的に嚥下食に向く食材と向かない食材があります。離水しやすい柑橘類や、きゅうりのように水菜などの繊維の多い葉物や、シャキシャキ感を楽しむものは、嚥下食には向いていません（すり下ろしたりペーストにする場合を除く）。

野菜であれば、大根やじゃがいもといった根菜の方が煮込んだりして柔らかくできるため嚥下食には向いているといえます。果物ならバナナやアボカドが嚥下食には適しています。肉なら、鶏の胸肉やササミよりは脂の多い豚バラ肉、魚なら加熱すると固くなるカジキマグロなどは避けて、身の柔らかいヒラメやカレイやタラを使いましょう。

その他、絹ごし豆腐や卵料理なども嚥下食には向いています。

食材選びをする際に、どんなものが嚥下食に向いているのかがある程度把握しておくと、調理の手間もはぶけて、料理のバリエーションも豊富になります。

なんでも「刻み食」にするのは間違い

飲み込みにくい人の食事はなんでも細かく刻めばいいかというと、実はそうではありません。

私たちは、食べ物を飲み込む前に、口の中で唾液と混ぜてほどよい塊（食塊）にまとめています。

嚥下障害でそしゃく力が落ちると、噛んでもばらけるだけでうまく食塊がつくれないことがあります。そのような場合、ただ刻んだだけでは口の中でうまくまとめられず、かえってむせや誤嚥の原因にもなるのです。考え方としては、スプーンですくって落としても、ばらばらにならないようなものが望ましいと覚えておきましょう。

それ以外でも、シチューや茶碗蒸し、大根の煮物など、そのままでも嚥下食になるものも多くあるので、そのような料理をうまく組み合わせて、必要以上に調理に手を加えないよう意識することは、介護する側にもメリットになります。

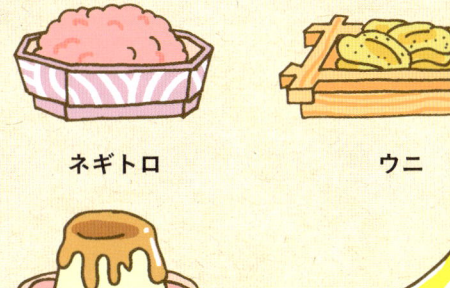

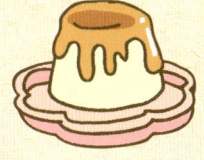

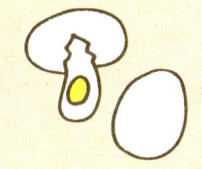

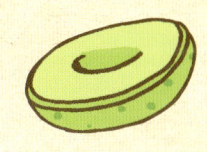

買ってきてそのまま食べられるものは便利

スーパーなどで売られているもので、買ってきてそのまま嚥下食として出せる食品を知っておくと、献立を考えるときに役立ちます。料理にひと手間かけなくていいうえ、ひとりだけ違うものを食べているという疎外感もなくなるので、抵抗なく受け入れてもらうことができます。このような食材を上手に活用して、彩りのある食卓を演出しましょう。

- ネギトロ
- ウニ
- プリン
- バナナ
- 温泉卵
- アボカド

嚥下食をかんたんにおいしく作るコツ

嚥下食では、ミキサーを頻繁(ひんぱん)に用いますが、食材をそのままミキサーにかけると、ばらけて食べにくくなる場合があります。

そこで便利なのがトロミ剤ですが、一般的なトロミ剤は味や風味を損なうため、食欲を失い、結果的に低栄養に陥る場合があります。おいしさを保つために、寒天などを使って工夫をされている方もいますが、温度変化に弱い欠点がありました。

本書のレシピ製作において、様々な試行錯誤を繰り返した結果、天然由来の成分で、素材本来の味や風味を損なわない『ミキサーゲル』に出会いました。レベル5～3の方はもちろん、レベル2の方には欠かせない食材になります。

ミキサーゲル

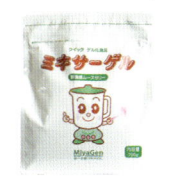

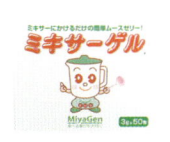

スタンディングパウチ
1袋…700g入

スティック分包
1箱…1包3g×50本

(問) 株式会社宮源　Tel.073-455-1711
ホームページ　http://www.miyagen.net

ミキサーの選び方

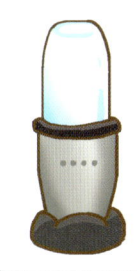

嚥下障害の方はいち度に量を食べることができないので、少量をつくれるミキサーを選ぶことが上手につくるポイントです。本書では、『マジックブレッドデラックス』というミキサーを使用しました。

おすすめ食材・調理テクニック集

野菜、肉、魚、卵など様々な食材を安全においしく食べられるように工夫した調理テクニック集。嚥下障害のレベルが軽度な方から重度な方までそれぞれに対応したポイントをご紹介します。味わいは、それぞれの食材の代表的だと思われるものを中心に選定しました。

野菜　オクラ

オクラ

ネバネバ成分ムチンが胃壁保護に効果的
飲み込みを助けると共に彩りをそえる

「オクラ・プレーン味」 レベル5〜2

1人分 → エネルギー 18kcal　たんぱく質 1.1g　脂質 0.1g　炭水化物 4.6g　塩分 0.2g

＜材料・1人分＞
- オクラ……………50g
- 湯…………………50cc
- 塩…………………少々
- ミキサーゲル※…1/2包

※ミキサーゲル：1包は3g（小さじ2）

1. オクラに塩をふり、まな板の上で板ずりをしてうぶ毛を取る。
2. 鍋に湯を沸かし①をやわらかくなるまでゆでて縦半分に切り、種を取り出し3等分に切る。
3. ②・湯をミキサーに入れてまわす。
4. ③にミキサーゲルを入れ、少し固まるまで再度まわす。好みでしょうゆをかけて食べる。

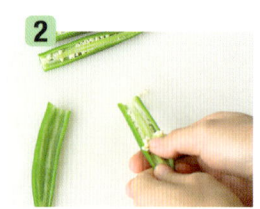

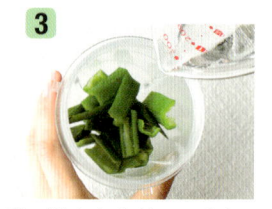

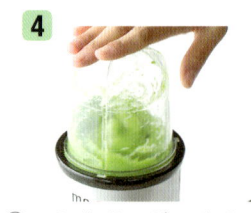

市販の食材を使用 「オクラのごま和え」 レベル5〜2

1人分 → エネルギー 57kcal　たんぱく質 2.6g　脂質 3.5g　炭水化物 5.5g　塩分 0.4g

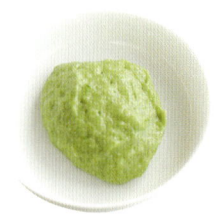

＜材料・1人分＞
- オクラごま和え（惣菜）…50g
- 湯……………………………50cc
- ミキサーゲル※……………1/2包

※ミキサーゲル：1包は3g（小さじ2）

＜作り方＞
1. オクラごま和えは適当な大きさに切る。
2. ①・湯をミキサーに入れてまわす。
3. ②にミキサーゲルを入れ、少し固まるまで再度まわす。
4. 器に③を盛る。

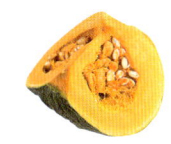

かぼちゃ

豊富に含まれるβ−カロテンで細胞の老化を防ぐ
ミキサーに皮ごとかければ、栄養素をまるごと摂れる

野菜 かぼちゃ

「甘煮」 レベル5〜3

1人分 ➡ エネルギー 71kcal　たんぱく質 1.0g　脂質 0.2g　炭水化物 15.9g　塩分 0.2g

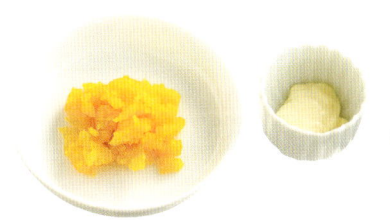

＜材料・1人分＞
- かぼちゃ…50g
- 砂糖………小さじ1
- みりん……小さじ1
- 塩…………少々
- 水…………200cc

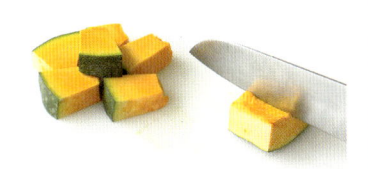

1 かぼちゃはひと口大に切る。

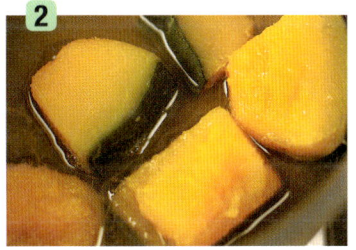

2 鍋に①・砂糖・みりん・塩・水を入れて火にかけて、やわらかくなるまで煮る。

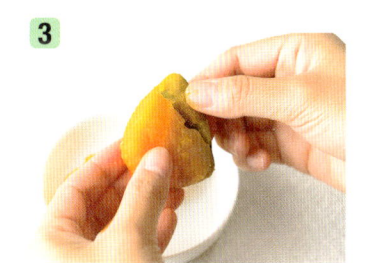

3 ②の皮をとり、器に盛る。

市販の食材を使用 「かぼちゃの甘煮」 レベル5〜2

1人分 ➡ エネルギー 70kcal　たんぱく質 1.5g　脂質 0.2g　炭水化物 14.7g　塩分 0.5g

＜材料・1人分＞
- かぼちゃ甘煮（惣菜）…50g
- 湯……………………50cc
- ミキサーゲル※………1/2包

※ミキサーゲル：
1包は3g（小さじ2）

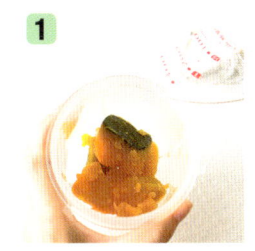

1 かぼちゃ甘煮・湯をミキサーに入れてまわす。

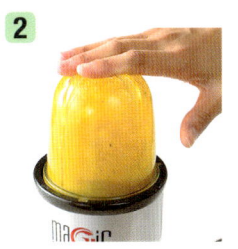

2 ①にミキサーゲルを入れ、少し固まるまで再度まわす。

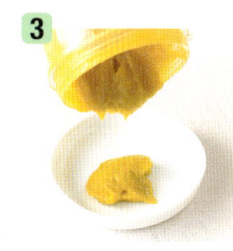

3 器に③を盛る。

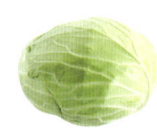

キャベツ

ビタミンUは胃・十二指腸潰瘍の予防に効果的
素材そのままの味は、キャベツのせんぎり風盛り付けで

「キャベツ・プレーン味」 レベル5～2

1人分→ エネルギー 15kcal｜たんぱく質 0.7g｜脂質 0.1g｜炭水化物 3.9g｜塩分 0.2g

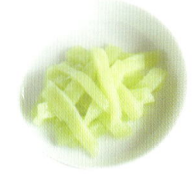

＜材料・1人分＞
- キャベツ…50g
- 水…………100cc
- 塩……………少々
- ミキサーゲル※…1/2包

※ミキサーゲル：1包は3g（小さじ2）

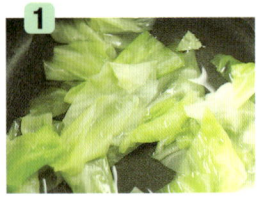

1. 鍋に適当な大きさに切ったキャベツ・水・塩を入れて煮る
2. ①・①の煮汁（50cc）をミキサーに入れてまわす。
3. ②にミキサーゲルを入れ、少し固まるまで再度まわす。
4. ③をバットに移して冷まし、包丁で切り、せん切りキャベツ風にする。

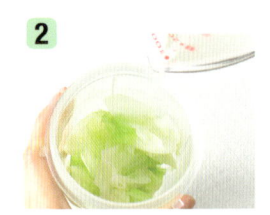

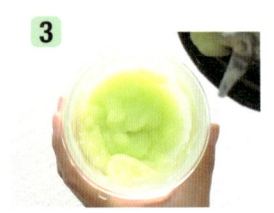

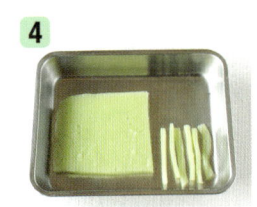

「キャベツ・コンソメ味」 レベル5～2

1人分→ エネルギー 100kcal｜たんぱく質 3.3g｜脂質 8.0g｜炭水化物 5.1g｜塩分 1.0g

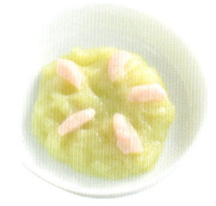

＜材料・1人分＞
- キャベツ…………50g
- ベーコン…………20g
- コンソメだし……200cc
- 塩……………少々
- ミキサーゲル※…3/4包

※ミキサーゲル：1包は3g（小さじ2）

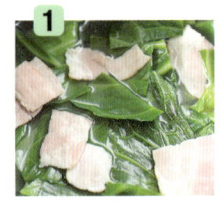

1. 鍋に適当な大きさに切ったキャベツ・ベーコン・コンソメだしを入れて煮る。
2. ①のキャベツ・①の煮汁（50cc）をミキサーに入れてまわす。
3. ②にミキサーゲル（小さじ1）を入れて、少し固まるまで再度まわし、器に取り出す。
4. ①のベーコン・①の煮汁（20cc）をミキサーに入れてまわす。
5. ④にミキサーゲル（小さじ1/2）を入れて少し固まるまで再度まわし、バットに取り出してスプーンで分け、③にトッピングする。

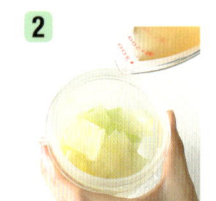

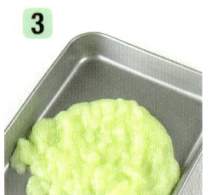

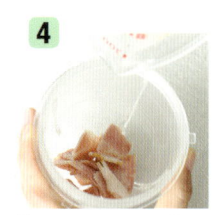

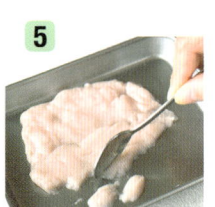

野菜　きゅうり

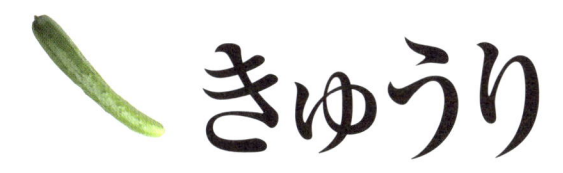

きゅうり

不足しがちな水分を素材から摂取
やわらかくするために、煮るのがポイント

「きゅうり・プレーン味」 レベル5～2

1人分➡　エネルギー 7kcal　たんぱく質 0.5g　脂質 0.1g　炭水化物 1.5g　塩分 0.2g

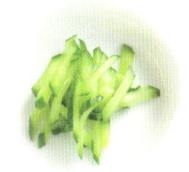

＜材料・1人分＞
きゅうり………1/2本
塩………………少々

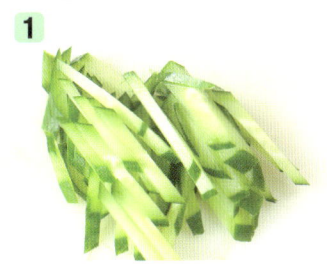

1 きゅうりは5mm厚さの斜めうす切りにし、5mm幅のせん切りにする。

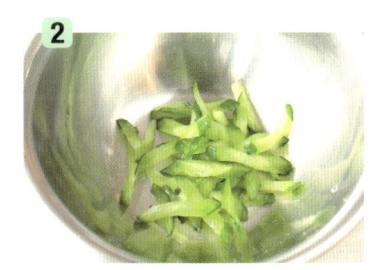

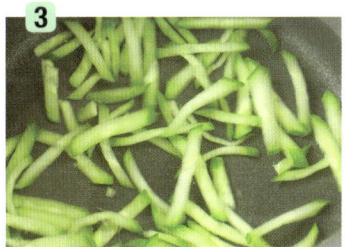

2 ①を塩もみする。

3 しんなりしたら水で塩を洗い流し、熱湯でやわらかくなるまでゆでる。

食べ方

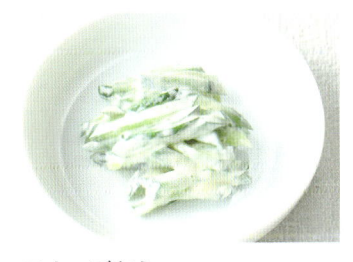

マヨネーズ和え
サラダ感覚でマヨネーズをプラス。カロリーアップもできる。

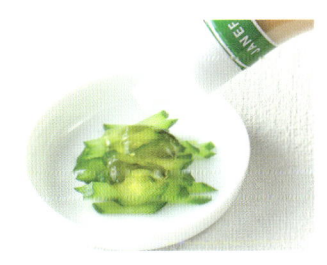

ジュレがけ
甘酢ジュレをかけると、三杯酢の酢の物風に。

ごぼう

豊富な食物繊維が腸内環境を整える
固い素材に工夫を加えて食べやすく

「ごぼう煮」 レベル5〜2

1人分 → エネルギー 44kcal　たんぱく質 1.5g　脂質 0.1g　炭水化物 10.6g　塩分 0.2g

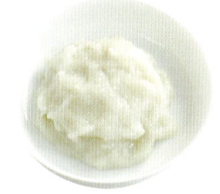

<材料・1人分>
ごぼう………50g　　砂糖…………少々
だし汁………200cc　ミキサーゲル※…1/2包
※ミキサーゲル：1包は3g（小さじ2）

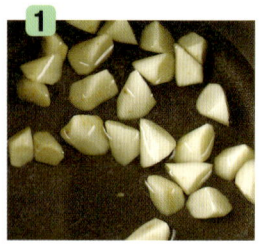

1 鍋に皮をむき小さめの乱切りにしたごぼう・だし汁・砂糖を入れてやわらかくなるまで煮る。

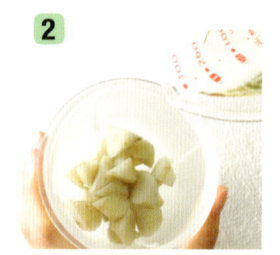

2 ①・①の煮汁（50cc）をミキサーに入れてまわす。

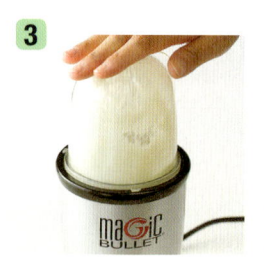

3 ②にミキサーゲルを入れ、少し固まるまで再度まわす。

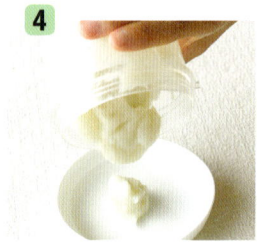

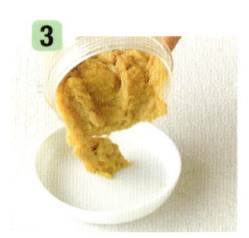

4 器に③を盛る。

市販の食材を使用

「きんぴらごぼう」 レベル5〜2

1人分 → エネルギー 80kcal　たんぱく質 1.5g　脂質 3.1g　炭水化物 12.6g　塩分 1.0g

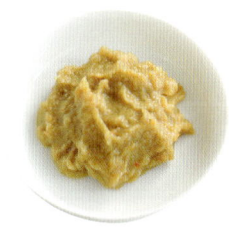

<材料・1人分>
きんぴらごぼう（惣菜）…50g
だし汁……………………50cc
ミキサーゲル※…………1/2包
※ミキサーゲル：1包は3g（小さじ2）

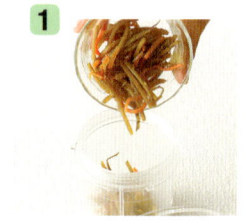

1 きんぴらごぼう・だし汁をミキサーに入れてまわす。

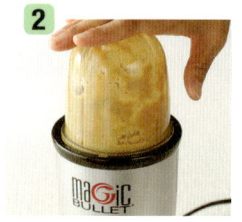

2 ①にミキサーゲルを入れ、少し固まるまで再度まわす。

3 器に②を盛る。

野菜　ごぼう

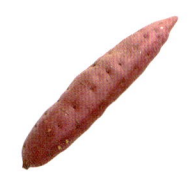

さつまいも

ビタミンCがいも類でトップクラス
カロリーも高い優秀食材を効率よく摂取する

「さつまいも甘煮」 レベル5〜2

1人分 → エネルギー 95kcal　たんぱく質 0.6g　脂質 0.1g　炭水化物 22.6g　塩分 0.0g

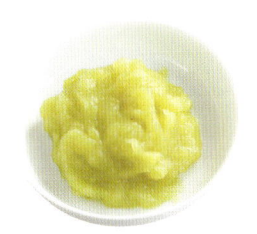

＜材料・1人分＞
- さつまいも……50g
- 砂糖……小さじ1
- みりん……小さじ1
- 水……200cc
- ミキサーゲル※…1/2包

※ミキサーゲル：1包は3g（小さじ2）

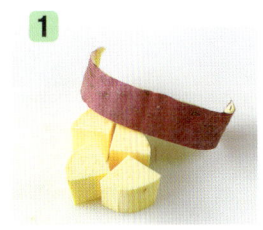

1 さつまいもは皮をむき、適当な大きさに切る。

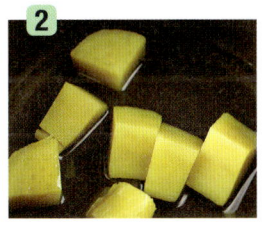

2 鍋に①・砂糖・みりん・水を入れてやわらかくなるまで煮る。

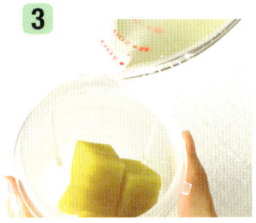

3 ②・②の煮汁（50cc）をミキサーに入れてまわす。

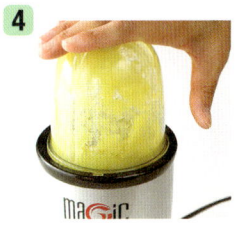

4 ③にミキサーゲルを入れ、少し固まるまで再度まわす。

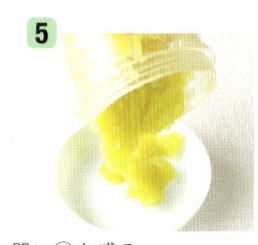

5 器に④を盛る。

「ふかし芋」 レベル5〜2

1人分 → エネルギー 136kcal　たんぱく質 1.2g　脂質 6.8g　炭水化物 17.5g　塩分 0.3g

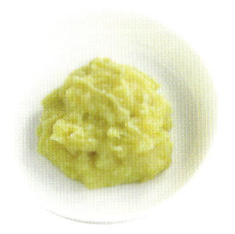

＜材料・1人分＞
- さつまいも…50g
- 塩……少々
- 生クリーム…適量
- バター……適量

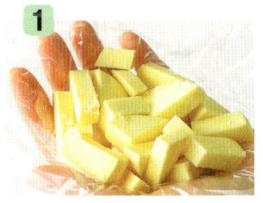

1 さつまいもは皮をむいて小さく切り、塩をつけてラップで包む。

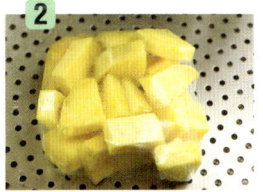

2 蒸気の上がった蒸し器に①を入れ、やわらかくなるまで蒸す。

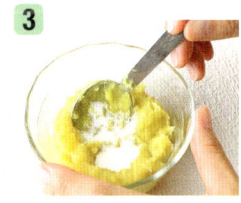

3 ②をつぶし、生クリーム・バターを入れてなめらかになるまで混ぜる。

里芋

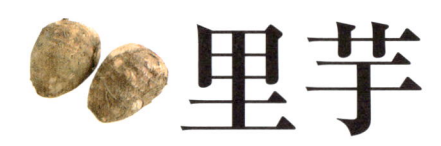

独特のぬめりが粘膜を保護し、飲み込みを促す
だし汁をプラスして、なめらかにするのがポイント

野菜 里芋

「里芋・だし風味」 レベル5〜2

1人分 → エネルギー 33kcal｜たんぱく質 1.4g｜脂質 0.1g｜炭水化物 7.2g｜塩分 0.2g

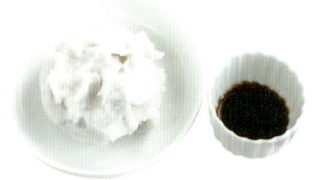

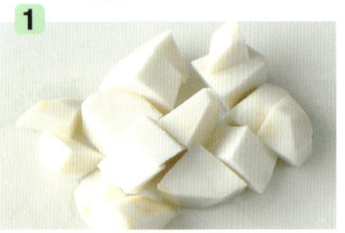

＜材料・1人分＞
里芋………50g
だし汁……200cc

1 里芋は皮をむいてひと口大に切る。

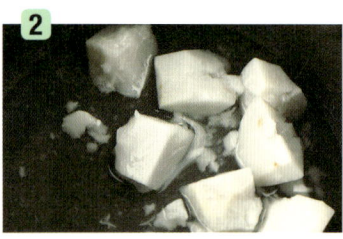

2 鍋に①・だし汁を入れ、里芋がやわらかくなるまで煮る。

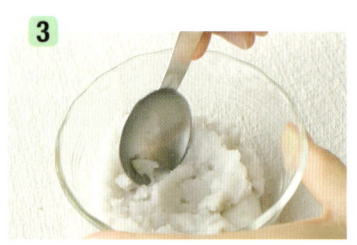

3 ②をつぶす。好みでしょうゆをかけて食べる。

「里芋・和風味」 レベル5〜2

1人分 → エネルギー 49kcal｜たんぱく質 1.8g｜脂質 0.1g｜炭水化物 10.7g｜塩分 1.1g
（レベル2：59kcal）　　　　　　　　　　　（レベル2：13.2g）

＜材料・1人分＞
里芋………50g
だし汁……200cc
しょうゆ…小さじ1
砂糖………小さじ1
片栗粉……適量

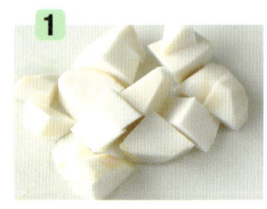

1 里芋は皮をむいてひと口大に切る。

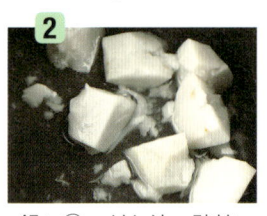

2 鍋に①・だし汁・砂糖・しょうゆを入れ、里芋が箸かスプーンでつぶれるくらいのやわらかさになるまで煮る。

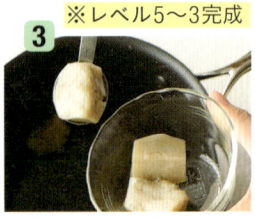

3 ※レベル5〜3完成　②から里芋を取り出してつぶす。

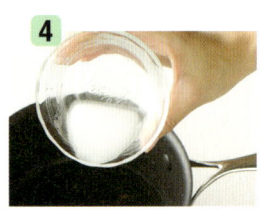

4 残った②の煮汁に水溶き片栗粉を加えてとろみをつける。

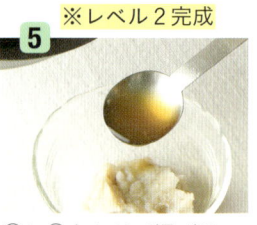

5 ※レベル2完成　③に④をかけて混ぜる。

野菜
きのこ

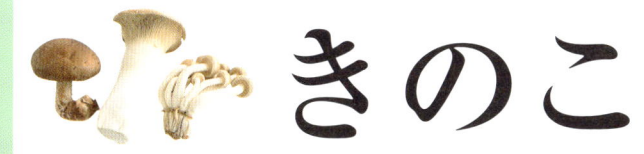

きのこ

豊富に含まれるビタミンDがカルシウム吸収を高め
骨粗しょう症の予防に効果的

「しいたけ・和風味」 レベル5〜2

1人分→ エネルギー 28kcal　たんぱく質 2.1g　脂質 0.2g　炭水化物 7.3g　塩分 0.4g

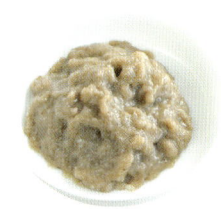

＜材料・1人分＞
- しいたけ………… 50g
- だし汁………… 200cc
- 砂糖………… 小さじ1
- 塩………… 少々
- ミキサーゲル※… 1/2包

※ミキサーゲル：1包は3g（小さじ2）

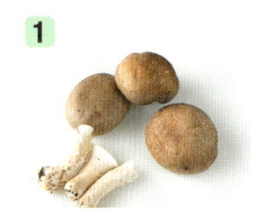

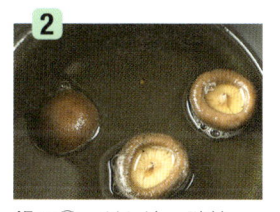

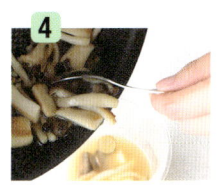

1. しいたけは石づきを取る。
2. 鍋に①・だし汁・砂糖・塩を入れて煮る。
3. ②・②の煮汁（50cc）をミキサーに入れてまわす。
4. ③にミキサーゲルを入れ、少し固まるまで再度まわす。
5. 器に④を盛る。

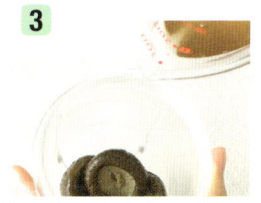

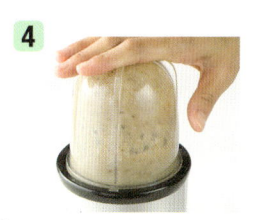

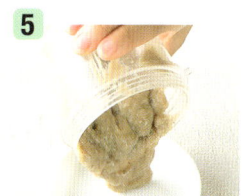

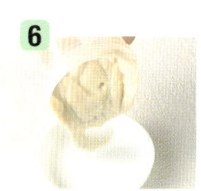

「エリンギ・しめじバターソテー味」 レベル5〜2

1人分→ エネルギー 79kcal　たんぱく質 2.0g　脂質 6.9g　炭水化物 5.7g　塩分 1.0g

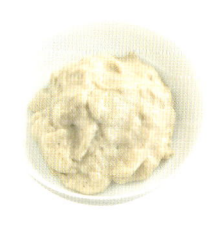

＜材料・1人分＞
- エリンギ………… 30g
- しめじ………… 30g
- バター………… 小さじ2
- コンソメ………… 小さじ1/2
- 湯………… 50cc
- 塩………… 少々
- ミキサーゲル※… 1/2包

※ミキサーゲル：1包は3g（小さじ2）

1. エリンギ・しめじを食べやすい大きさに切る。
2. フライパンにバター・①を入れて炒める。
3. 計量カップに湯・コンソメを入れてだし汁を作り、②に入れて煮立てる。
4. ③をミキサーに入れてまわす。
5. ④にミキサーゲルを入れ、少し固まるまで再度まわす。
6. 器に⑤を盛る。

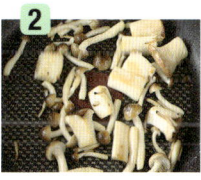

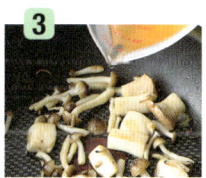

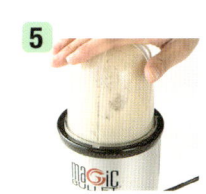

たまねぎ

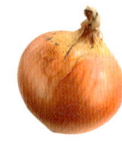

硫化アリルが疲労回復に作用
ビタミンB1との組み合わせで効果アップ

野菜 / たまねぎ

「たまねぎ・和風味」 レベル5～2

1人分➡ エネルギー 42kcal ／ たんぱく質 1.6g ／ 脂質 0.1g ／ 炭水化物 9.9g ／ 塩分 1.1g

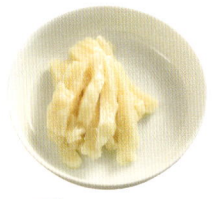

<材料・1人分>
- たまねぎ……………50g
- だし汁………………200cc
- 砂糖…………………小さじ1
- しょうゆ（めんつゆでも良い）…小さじ1
- ミキサーゲル※……………………1/2包
- ※ミキサーゲル：1包は3g（小さじ2）

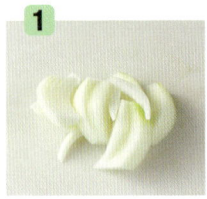

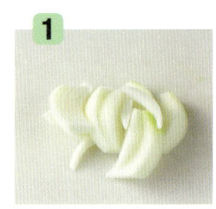

1. たまねぎは皮をむいてくし切りにする。
2. 鍋に①・だし汁・砂糖・しょうゆを入れて煮る。
3. ②・②の煮汁（50cc）をミキサーに入れてまわす。
4. ③にミキサーゲルを入れ、少し固まるまで再度まわす。
5. ④をバットに移して冷まし、包丁で切り、器に盛る。

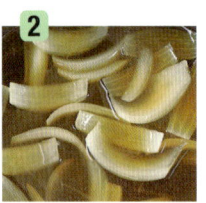

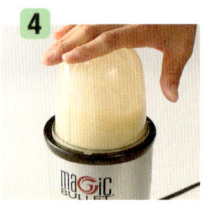

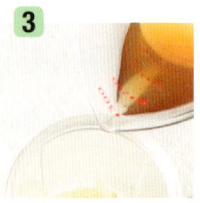

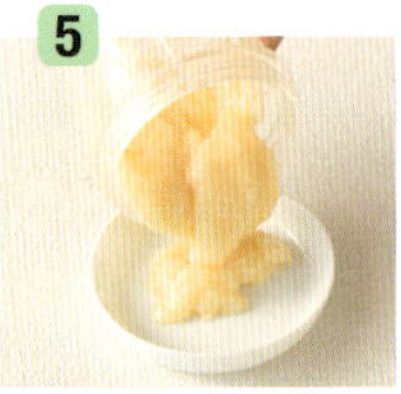

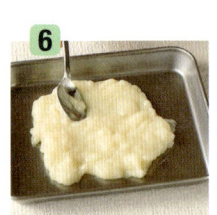

「たまねぎ・コンソメ味」 レベル5～2

1人分➡ エネルギー 62kcal ／ たんぱく質 0.6g ／ 脂質 4.1g ／ 炭水化物 6.3g ／ 塩分 0.8g

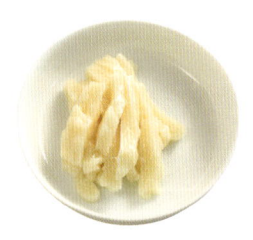

<材料・1人分>
- たまねぎ…50g
- コンソメ…小さじ1/2
- 湯…………50cc
- 塩…………少々
- オリーブ油（油は何でも良い）…小さじ1
- ミキサーゲル※……………………1/2包
- ※ミキサーゲル：1包は3g（小さじ2）

1. たまねぎは皮をむき、くし切りにする。
2. フライパンにオリーブ油・①を入れて炒める。
3. 計量カップに湯・コンソメを入れてだし汁を作り、②に入れて煮立てる。
4. ③をミキサーに入れてまわす。
5. ④にミキサーゲルを入れ、少し固まるまで再度まわす。
6. ⑤をバットに移して冷まし、包丁で切り、器に盛る。

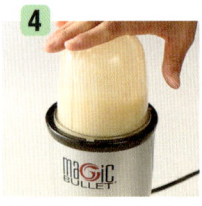

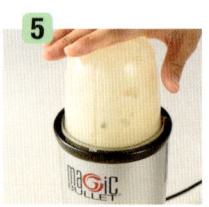

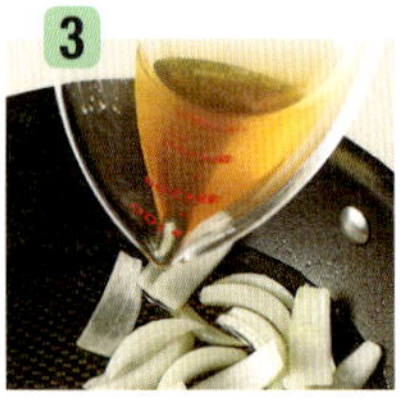

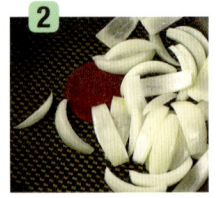

大根

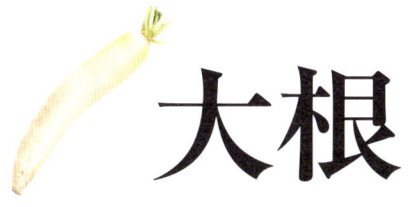

消化酵素のジアスターゼが消化不良の予防・改善に効果的
煮てもおろしても使える食材

「大根おろし」 レベル5～2

1人分 → エネルギー 15kcal　たんぱく質 0.3g　脂質 0.1g　炭水化物 3.5g　塩分 0.7g

＜材料・1人分＞
大根……………………50g
甘酢のたれ(ジャネフ)…小さじ1

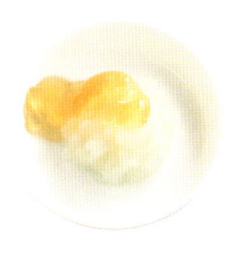

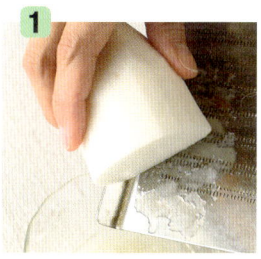

1. 大根は皮をむき、すりおろす。
2. 水気を少ししぼり、器に盛る。
3. ②に甘酢のたれをかける。

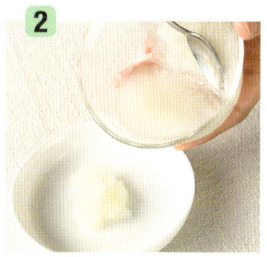

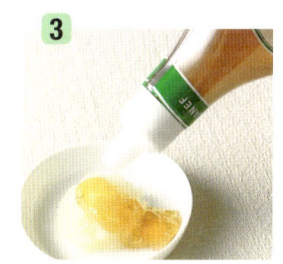

「ふろふき大根」 レベル5～2

1人分 → エネルギー 34kcal　たんぱく質 1.9g　脂質 0.2g　炭水化物 6.8g　塩分 1.4g

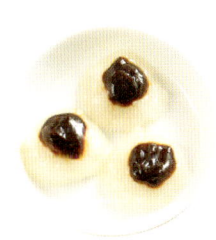

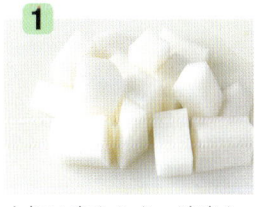

1. 大根は皮をむき、適当な大きさに切る。
2. 鍋に①・だし汁・しょうゆ入れて大根がやわらかくなるまで煮る。
3. ②・②の煮汁(50cc)を入れミキサーにまわす。
4. ③にミキサーゲルを入れ少し固まるまで再度まわす。
5. ④の形を整えて器に盛り、甘みそをかける。

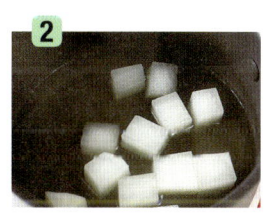

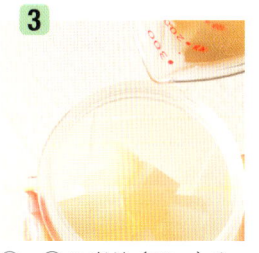

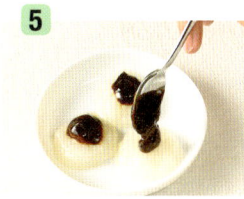

＜材料・1人分＞
大根……………………………50g
だし汁…………………………200cc
しょうゆ(めんつゆでも良い)…小さじ1
甘みそ…………………………小さじ1
　(市販品のふろふき大根やこんにゃくにかけるみそ)
ミキサーゲル※ ………………1/2包
※ミキサーゲル：1包は3g (小さじ2)

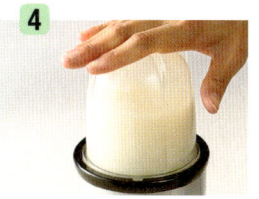

トマト

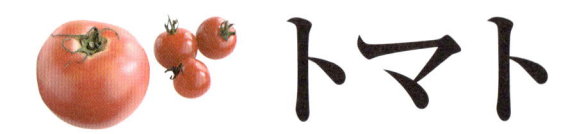

赤い色素成分リコピンが抗酸化作用を発揮
はちみつを加えて、甘みととろみをプラスして食べやすく

「ミニトマトのはちみつ漬け」 レベル5〜2

レシピ分➡ エネルギー 247kcal｜たんぱく質 2.4g｜脂質 0.2g｜炭水化物 65.9g｜塩分 0.0g

※レベル2…エネルギー：252kcal　たんぱく質：2.4g　炭水化物：67.9g

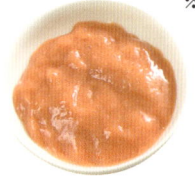

<材料・作りやすい分量>
- ミニトマト…20個
- はちみつ……大さじ3
- レモン果汁………大さじ1
- ミキサーゲル※ …3/4包

※ミキサーゲル：1包は3g（小さじ2）

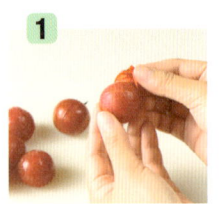

1 ミニトマトは湯通しして皮をむく。

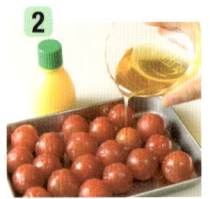

2 バットに①を並べてはちみつ・レモン果汁をかけ、ラップをして冷蔵庫で冷やす。

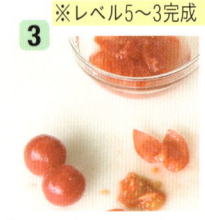

3 ②を4等分して種を取り出す。　※レベル5〜3完成

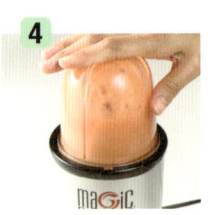

4 ③をミキサーに入れてまわす。

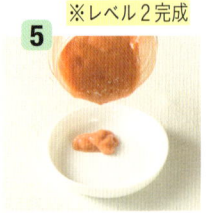

5 ④にミキサーゲルを入れて、少し固まるまで再度まわし、器に盛る。　※レベル2完成

「トマトと野菜のマリネ」 レベル5〜2

1人分➡ エネルギー 143kcal｜たんぱく質 0.8g｜脂質 0.1g｜炭水化物 38.1g｜塩分 1.9g

<材料・1人分>
- かぶ…………25g
- きゅうり……25g
- ミニトマト…2個
- すし酢………25cc
- 水………………………25cc
- はちみつ…小さじ1・大さじ1
- トロミファイバー※ …1包

※トロミファイバー：1包は3g（小さじ2）

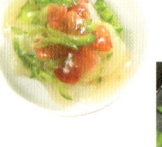

1 かぶは皮をむいて5mm厚さのくし切り、きゅうりはせん切りにして、やわらかくなるまでゆでる。

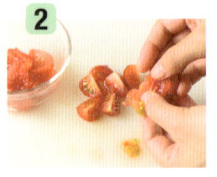

2 ミニトマトは湯むきして4等分し、ヘタと種をとってさらに半分に切る。

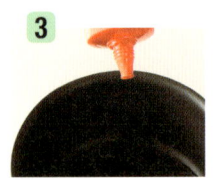

3 鍋にすし酢・水を入れてひと煮立ちさせ、火からおろしてはちみつ（小さじ1）を加える。

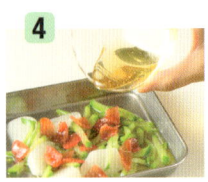

4 バットに①・②を並べて③・はちみつ（大さじ1）をかけ、ラップをして冷蔵庫で冷やす。

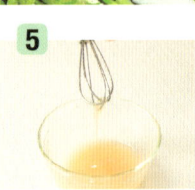

5 ④のつけ汁を器に移し、トロミファイバーを入れてよく混ぜる。

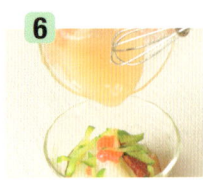

6 ④の食材・⑤を混ぜて器に盛る。

なす

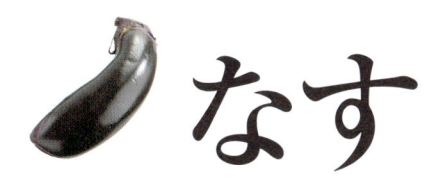

油との相性が抜群で、カロリーアップに最適
ミキサーにかけない場合は、なすの皮をむくのが必須

「焼きなす」 レベル5～2

1人分→ エネルギー 100kcal　たんぱく質 1.2g　脂質 8.1g　炭水化物 6.5g　塩分 0.9g

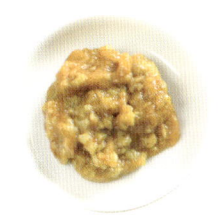

＜材料・1人分＞
- なす……………50g
- サラダ油……小さじ2
- 大根おろし…25g
- しょうが(すりおろし)……少々
- しょうゆ………………小さじ1
- トロミファイバー※…3/4包

※トロミファイバー…1包は3g（小さじ2）

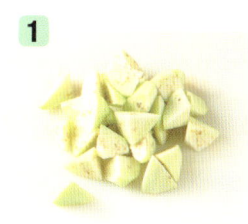

1. なすは皮をむき、小さく切る。
2. フライパンにサラダ油を敷き、①を炒める。
3. 器に大根おろし・しょうが・しょうゆ・トロミファイバーを入れてよく混ぜ、タレを作り、②と混ぜる。
4. ③を滑らかになるまで包丁でたたく。

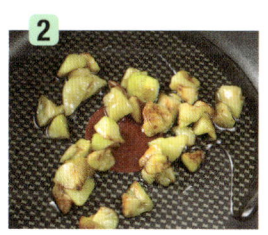

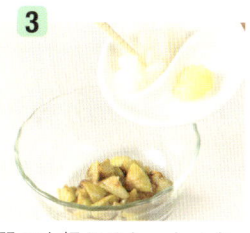

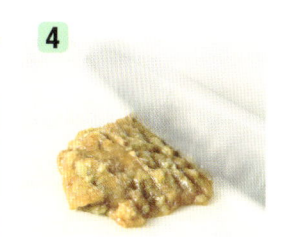

「なすの甘みそ」 レベル5～2

1人分→ エネルギー 145kcal　たんぱく質 1.3g　脂質 12.4g　炭水化物 6.9g　塩分 0.7g

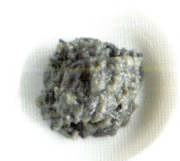

＜材料・1人分＞
- なす………50g
- サラダ油…大さじ1
- みそ………小さじ1
- 砂糖……小さじ1
- だし汁…小さじ1

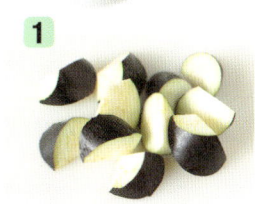

1. なすは皮つきのままひと口大に切る。
2. 耐熱皿に①・サラダ油を入れてラップをし、電子レンジで約1分30秒加熱する。（600w）
3. ②を包丁でたたく。
4. 器にみそ・砂糖・だし汁を入れてよく混ぜ合わせ、②と和える。

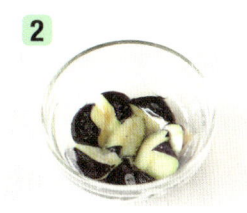

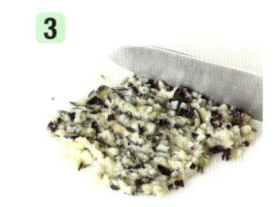

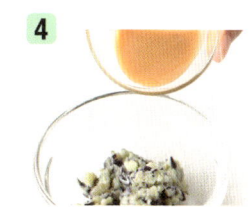

にんじん

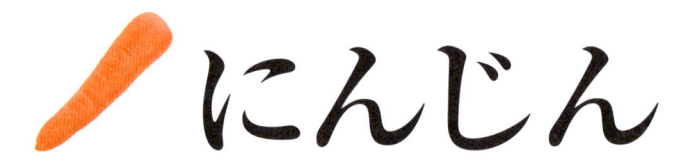

抗酸化作用に優れたβ－カロテンが豊富
バターを加えて、吸収率アップ

「にんじんのグラッセ」 レベル5～3

1人分→ エネルギー 155kcal｜たんぱく質 0.2g｜脂質 8.1g｜炭水化物 20.6g｜塩分 0.2g

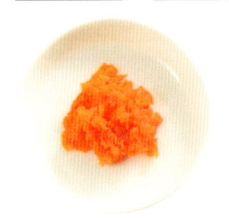

＜材料・1人分＞
- にんじん…30g
- 砂糖………大さじ2
- バター……10g
- 水…………200cc

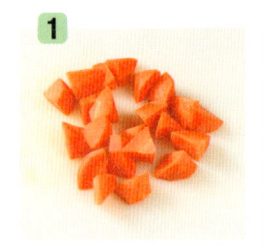

1. にんじんは皮をむき、食べやすい大きさに切る。
2. 鍋に①・水を入れて火にかけ、ある程度やわらかくなったら砂糖・バターを入れて煮る。
3. スプーンでつぶせるくらいのやわらかさになったら、つぶして器に盛る。

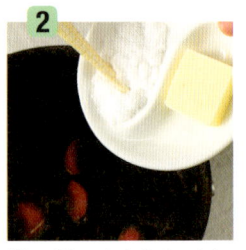

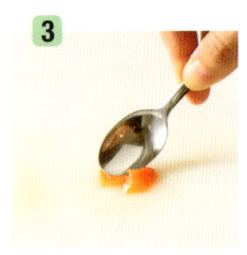

「にんじんのグラッセ」 レベル2

1人分→ エネルギー 158kcal｜たんぱく質 0.2g｜脂質 8.1g｜炭水化物 21.9g｜塩分 0.2g

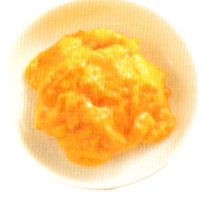

＜材料・1人分＞
- にんじん…………30g
- 砂糖………………大さじ2
- バター……………10g
- 水…………………200cc
- ミキサーゲル※…1/2包

※ミキサーゲル…1包は3g（小さじ2）

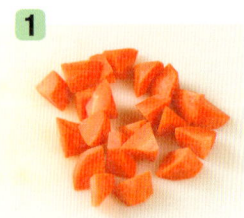

1. にんじんは皮をむき適当な大きさに切る。
2. 鍋に①・水を入れて火にかけ、ある程度やわらかくなったら砂糖・バターを入れて煮る。
3. ②・②の煮汁（50cc）をミキサーに入れてまわす。
4. ③にミキサーゲルを入れ、少し固まるまで再度まわして、器に盛る。

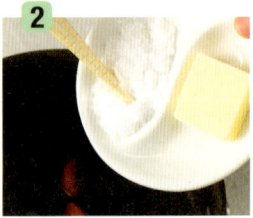

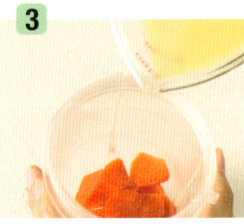

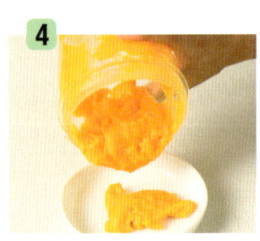

野菜　にんじん

野菜 パプリカ

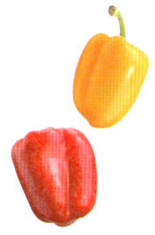

パプリカ

ビタミンCが抗酸化作用を高める
皮をむいて食べやすく

「パプリカの洋風スープ」 レベル5〜2

1人分➡ エネルギー 65kcal　たんぱく質 4.2g　脂質 2.2g　炭水化物 7.3g　塩分 0.8g

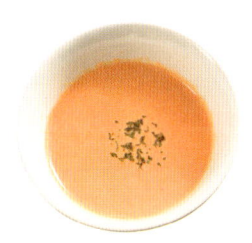

<材料・1人分>
赤パプリカ……50g
（黄・オレンジのパプリカでも代用可能）
パセリ(乾燥)…少々
豆乳………100cc
コンソメ…小さじ1/2
塩…………少々

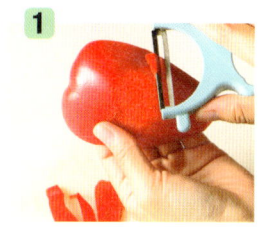

1 赤パプリカは種をとり、ピーラーで皮をむいて適当な大きさに切る。

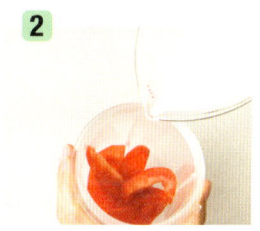

2 ①・1/2量の豆乳をミキサーに入れてまわす。

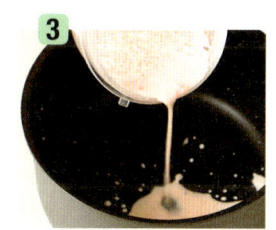

3 鍋に②・コンソメ・残り1/2量の豆乳・塩を入れて火にかけ、沸騰させないようにしながら温めて器に盛り、パセリを散らす。

「パプリカジュレ」 レベル5〜2

1人分➡ エネルギー 22kcal　たんぱく質 0.7g　脂質 0.2g　炭水化物 4.9g　塩分 1.3g

<材料・1人分>
赤パプリカ………50g
コンソメ…………小さじ1
湯…………………50cc
粉寒天……………0.5g

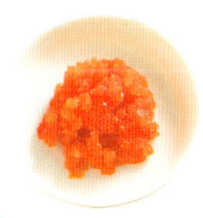

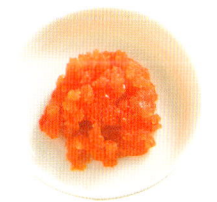

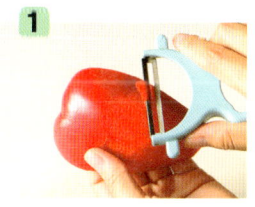

1 赤パプリカは種をとり、ピーラーで皮をむいて適当な大きさに切る。

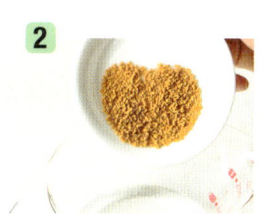

2 計量カップに湯・コンソメを入れてよく混ぜる。

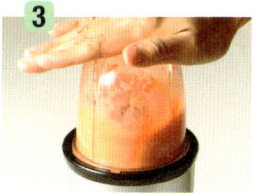

3 ①・②をミキサーに入れてまわす。

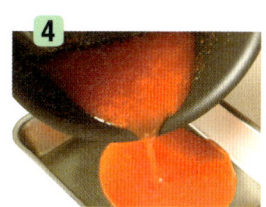

4 鍋に③・粉寒天を入れて沸騰したら、バットに移し冷蔵庫で冷やし固める。

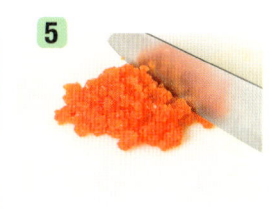

5 ④を包丁でたたく。

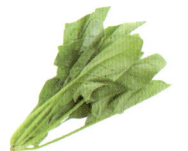

ほうれん草

豊富に含まれる鉄分で貧血予防
はりつきやすい葉物野菜はミキサーにかける

「ほうれん草ベーコンソテー」 レベル5〜2

1人分→ エネルギー 138kcal | たんぱく質 3.9g | 脂質 12.1g | 炭水化物 4.8g | 塩分 1.0g

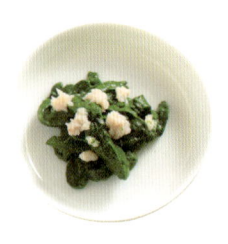

<材料・1人分>
ほうれん草…50g
ベーコン……20g
サラダ油…小さじ1
コンソメ…小さじ1/2
湯……………70cc
ミキサーゲル※…1包
※ミキサーゲル：1包は3g（小さじ2）

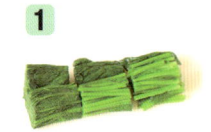

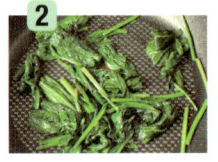

1. ほうれん草はゆでて、適当な大きさに切る。
2. フライパンに①・サラダ油を入れて炒め、取り出す。
3. ベーコンは適当な大きさに切り、フライパンで炒める。
4. 計量カップに湯・コンソメを入れてよく混ぜる。
5. ②・④（50cc）をミキサーに入れてまわし、ミキサーゲル（1/2包）を入れて少し固まるまで再度まわしてバットに取り出す。
6. ⑤を食べやすい大きさに切る。
7. ③・④（50cc）をミキサーに入れてまわし、ミキサーゲル（1/2包）を入れて少し固まるまで再度まわしてバットに取り出す。
8. ⑦をスプーンでほぐす。

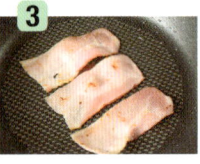

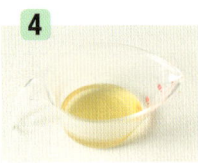

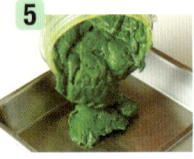

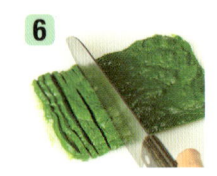

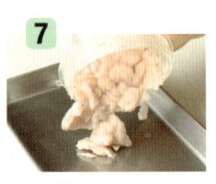

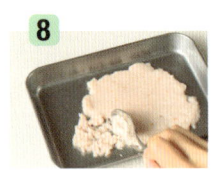

市販の食材を使用
「ほうれん草のごま和え」 レベル5〜2

1人分→ エネルギー 58kcal | たんぱく質 2.5g | 脂質 2.9g | 炭水化物 7.2g | 塩分 0.5g

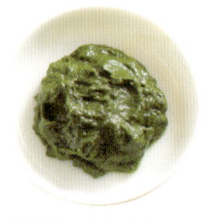

<材料・1人分>
ほうれん草のごま和え（惣菜）…50g
だし汁……………………………50cc
ミキサーゲル※ ………………1/2包
※ミキサーゲル：1包は3g（小さじ2）

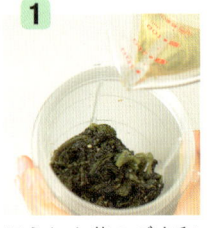

1. ほうれん草のごま和え・だし汁をミキサーに入れてまわす。
2. ①にミキサーゲルを入れ、少し固まるまで再度まわす。
3. 器に②を盛る。

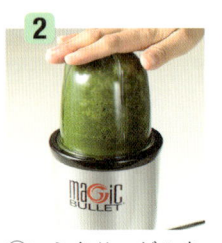

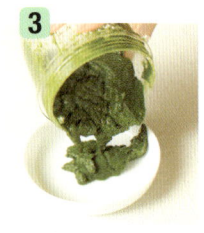

野菜　ほうれん草

じゃがいも

でんぷんに守られたビタミンCは加熱による損失が少ない
バターを加えて、より飲み込みやすく

「じゃがいもバター風味」 レベル5〜2

1人分 → エネルギー 78kcal　たんぱく質 1.0g　脂質 3.4g　炭水化物 11.4g　塩分 1.4g

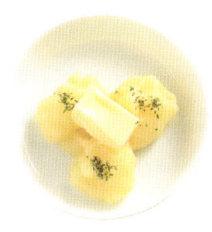

＜材料・1人分＞
- じゃがいも……50g
- パセリ（乾燥）……少々
- コンソメ……小さじ1
- 水……200cc
- バター……4g
- ミキサーゲル※…1/2包

※ミキサーゲル：1包は3g（小さじ2）

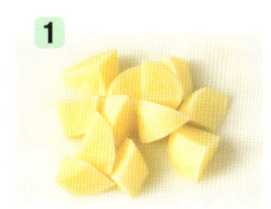

1 じゃがいもは皮をむいて乱切りにする。

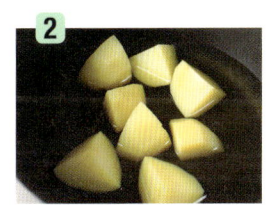

2 鍋に①・コンソメ・水を入れて、じゃがいもがやわらかくなるまで煮る。

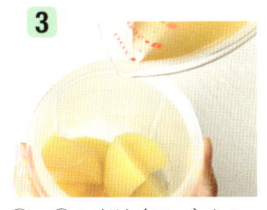

3 ②・②の煮汁（50cc）をミキサーに入れてまわす。

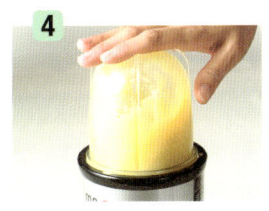

4 ③にミキサーゲルを入れ、少し固まるまで再度まわす。

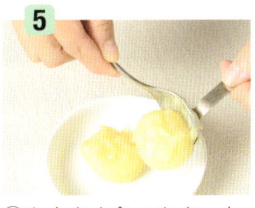

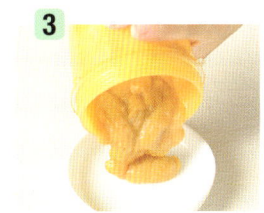

5 ④を小さく食べやすい大きさにする。

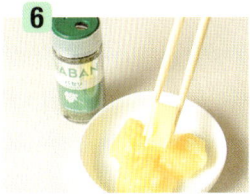

6 器に⑤を盛り、バターを添えてパセリを散らす。

市販の食材を使用 「肉じゃが」 レベル5〜2

1人分 → エネルギー 76kcal　たんぱく質 3.5g　脂質 2.9g　炭水化物 8.6g　塩分 0.5g

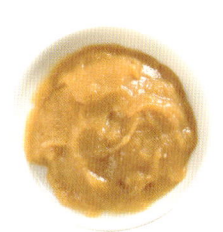

＜材料・1人分＞
- 肉じゃが（惣菜）…50g
- だし汁……50cc
- ミキサーゲル※…1/2包

※ミキサーゲル：1包は3g（小さじ2）

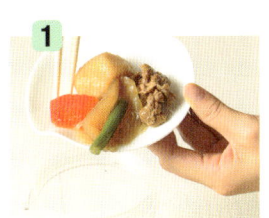

1 肉じゃが・だし汁をミキサーに入れてまわす。

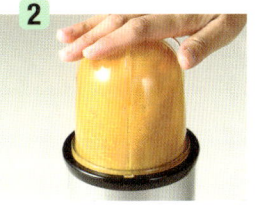

2 ①にミキサーゲルを入れ、少し固まるまで再度まわす。

3 器に②を盛る。

長ねぎ

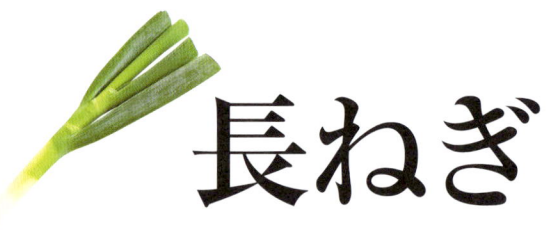

香味野菜の長ねぎは血行を良くし、体を温める。
すきやき風味に卵をからめて飲み込みやすく

野菜 / 長ねぎ

「すき焼き風味ねぎ」 レベル5〜2

1人分 → エネルギー 49kcal／たんぱく質 1.3g／脂質 0.1g／炭水化物 12.1g／塩分 1.1g

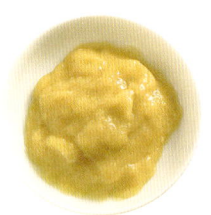

<材料・1人分>

- 長ねぎ………… 50g
- だし汁………… 200cc
- 砂糖…………… 小さじ1
- しょうゆ（めんつゆでも良い）…小さじ1
- ミキサーゲル※ ……………… 1/2包

※ミキサーゲル：1包は3g（小さじ2）

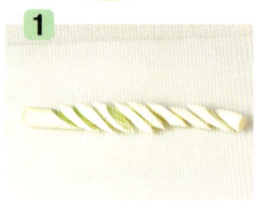

1. 長ねぎは1cm幅の斜め切りにする。

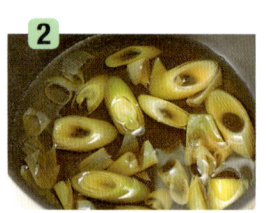

2. 鍋に①・だし汁・砂糖・しょうゆを入れて、長ねぎがやわらかくなるまで煮る。

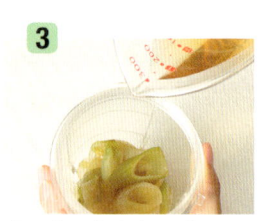

3. ②・②の煮汁（50cc）をミキサーに入れてまわす。

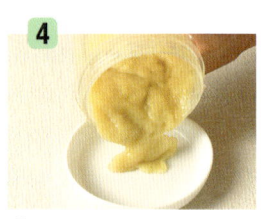

4. ③にミキサーゲルを入れ、少し固まるまで再度まわし、器に盛る。

「甘辛ねぎの卵かけ」 レベル5〜2

1人分 → エネルギー 95kcal／たんぱく質 6.7g／脂質 5.2g／炭水化物 5.5g／塩分 0.5g

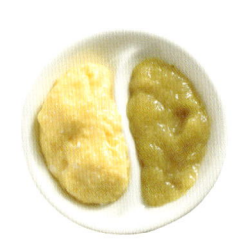

<材料・1人分>

- すき焼き風味ねぎ……50g
- 卵………………………1個
- だし汁…………………100cc
- トローミファイバー※…1包

※トローミファイバー：1包は3g（小さじ2）

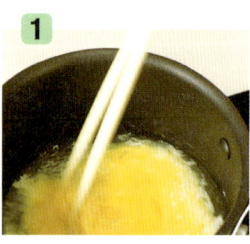

1. 鍋にだし汁を入れて火にかけ、沸騰したら弱火にして溶き卵を流し入れ、菜箸でよく混ぜる。

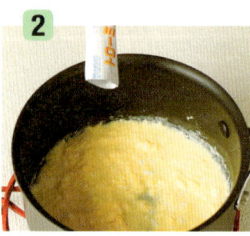

2. ①を火からおろし、トローミファイバーを入れてよく混ぜる。

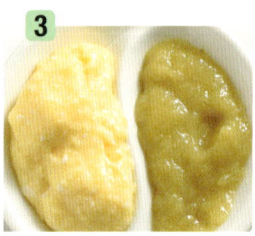

3. 器にすき焼き風味ねぎ・②を盛る。

薬味類 レベル5〜2 市販品チューブを活用

海鮮丼や和え物に。刺激の少ないまろやかな味わい
「とろみわさび」

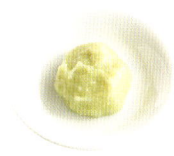

<材料・作りやすい分量>
わさび(チューブ)………5g
水……………………大さじ1
トローミファイバー※…1包
※トローミファイバー：1包は3g(小さじ2)

<作り方>
1 わさびに水を入れて溶く。
2 ①にトローミファイバーを入れて、よくかき混ぜる。

豆腐やなすと好相性。体を温める効果に期待
「とろみしょうが」

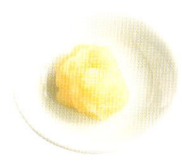

<材料・作りやすい分量>
しょうが(チューブ)……5g
水……………………大さじ1
トロ―ミファイバー※…1包
※トローミファイバー：1包は3g(小さじ2)

<作り方>
1 しょうがに水を入れて溶く。
2 ①にトローミファイバーを入れて、よくかき混ぜる。

独特の辛味で食欲増進。カプサイシンが血行を良くする
「とろみゆずこしょう」

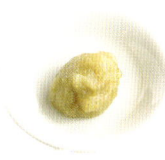

<材料・作りやすい分量>
ゆずこしょう(チューブ)…5g
水……………………大さじ1
トローミファイバー※……1包
※トローミファイバー：1包は3g(小さじ2)

<作り方>
1 ゆずこしょうに水を入れて溶く。
2 ①にトローミファイバーを入れて、よくかき混ぜる。

おかゆと抜群の相性。クエン酸が疲労回復に効果的
「とろみねり梅」

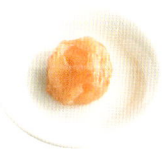

<材料・作りやすい分量>
ねり梅(チューブ)………5g
水……………………大さじ1
トローミファイバー※…1包
※トローミファイバー：1包は3g(小さじ2)

<作り方>
1 ねり梅に水を入れて溶く。
2 ①にトローミファイバーを入れて、よくかき混ぜる。

野菜や魚の味付けにお酢で食欲アップ
「とろみ酢みそ」

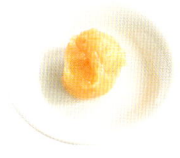

<材料・作りやすい分量>
酢みそ………………………5g
水……………………大さじ1
トローミファイバー※…1包
※トローミファイバー：1包は3g(小さじ2)

<作り方>
1 酢みそに水を入れて溶く。
2 ①にトローミファイバーを入れて、よくかき混ぜる。

りんご

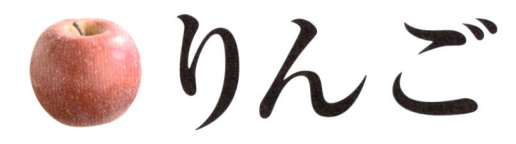

たっぷりの食物繊維で便秘解消
はちみつやヨーグルトを加えて、飲み込みやすく

「焼りんご」 レベル5～3

1人分→ エネルギー 283kcal | たんぱく質 0.4g | 脂質 9.8g | 炭水化物 51.9g | 塩分 0.2g

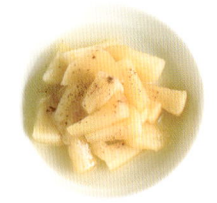

＜材料・1人分＞
- りんご……1/2個
- バター……大さじ1
- はちみつ…大さじ1・1/2
- 砂糖………大さじ1
- シナモン…少々

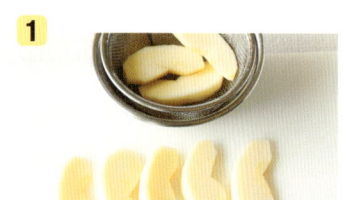

1 りんごは皮をむいて芯を取り、2mm厚さにスライスする。

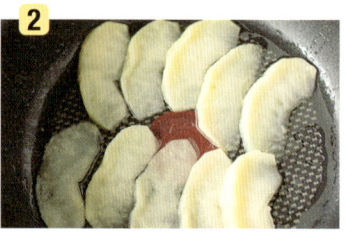

2 フライパンにバターを敷いて①を焼き、りんごが浸るくらいの水（分量外）・はちみつ（大さじ1）・砂糖を入れて煮る。

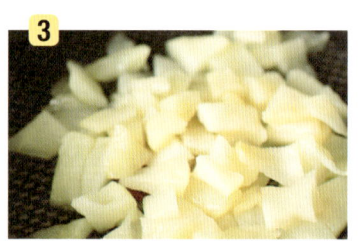

3 ②がやわらかくなったらキッチンバサミで食べやすい大きさに切り、器に盛ってはちみつ（大さじ1/2）・シナモンをかける。

「りんごヨーグルト」 レベル5～2

1人分→ エネルギー 144kcal | たんぱく質 0.9g | 脂質 0.5g | 炭水化物 38.2g | 塩分 0.0g

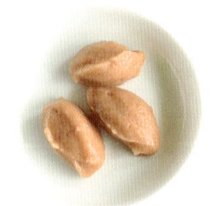

＜材料・1人分＞
- りんご………1/2個
- はちみつ……大さじ1
- ヨーグルト…大さじ1
- ミキサーゲル※…1包

※ミキサーゲル：1包は3g（小さじ2）

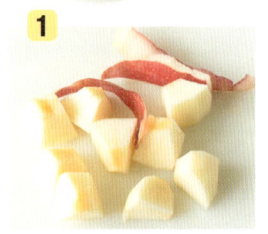

1 りんごは皮をむいて芯をとり、適当な大きさに切る。

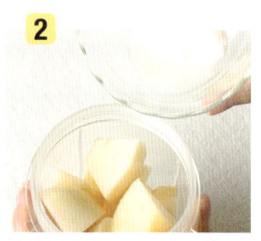

2 ①・はちみつ・ヨーグルトをミキサーに入れてまわす。

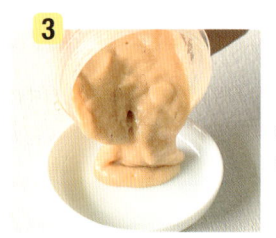

3 ②にミキサーゲルを入れ、少し固まるまで再度まわして取り出し、形をととのえて器に盛る。

果物　柿・バナナ

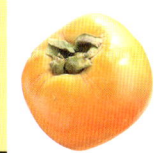

柿

豊富に含まれるビタミンCは抗ストレスビタミン。柿の自然なとろみが食べやすい

「柿のジュレ」 レベル5〜2

| レシピ分➡ | エネルギー 39kcal | たんぱく質 0.2g | 脂質 0.1g | 炭水化物 10.5g | 塩分 0.0g |

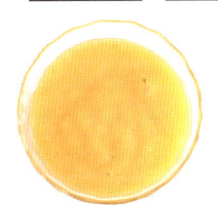

＜材料・作りやすい分量＞

柿……………1個　　　ミキサーゲル※…1/2包
水……………50cc　　※ミキサーゲル：1包は3g（小さじ2）
はちみつ……大さじ1

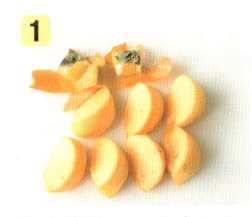

1 柿は8等分にして皮をむき、種を取る。

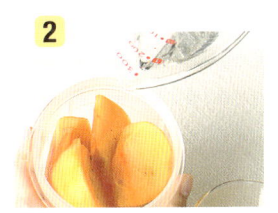

2 ①・水・はちみつをミキサーに入れてまわす。

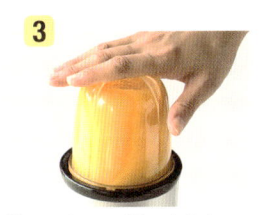

3 ②にミキサーゲルを入れ、少し固まるまで再度まわす。

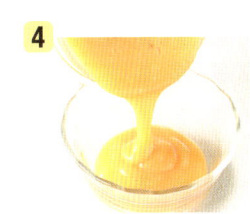

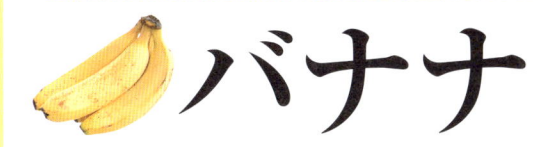

4 器に③を盛る。

バナナ

高カロリーの食材を食べて低栄養を予防

「バナナ豆乳ジュース」 レベル5〜2

| 1人分➡ | エネルギー 320kcal | たんぱく質 9.5g | 脂質 11.0g | 炭水化物 49.0g | 塩分 0.1g |

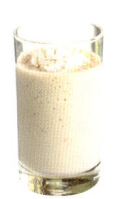

＜材料・1人分＞

バナナ……1本　　　ホイップクリーム…20g
豆乳………200cc　　シナモン…………少々
はちみつ…大さじ1

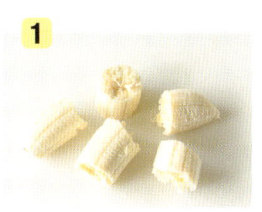

1 バナナは皮をむき適当な大きさにちぎる。

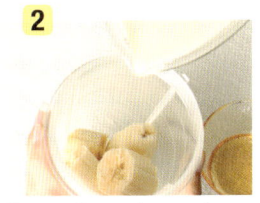

2 ①・豆乳・はちみつをミキサーに入れてまわす。

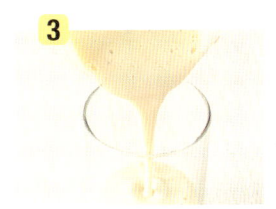

3 カップに②を注ぎ、ホイップクリーム・シナモンを飾る。

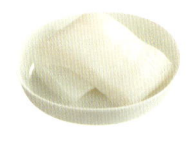

イカ（冷凍ロールイカ）

タウリンが肝臓の働きをサポート。
卵白・すりおろし長芋を加え、ふんわり仕上げる

「イカはんぺん」 レベル5～2

| レシピ分➡ | エネルギー 21kcal | たんぱく質 3.7g | 脂質 0.2g | 炭水化物 0.9g | 塩分 0.2g |

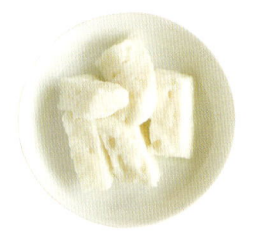

＜材料・作りやすい分量＞
冷凍ロールイカ…50g
卵白……………50g
すりおろし長芋…25g

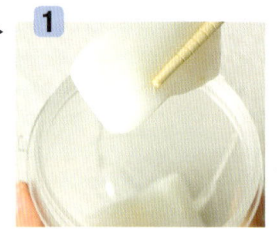

1. 冷凍ロールイカは解凍し、適当な大きさに切り、ミキサーに入れてなめらかになるまでまわす。
2. ①に卵白・すりおろし長芋を入れ、再度まわす。
3. 四角い器にラップを敷いて、②を1cm厚さになるように流し入れ、ラップで包む。
4. ③を電子レンジにかけて、全体に火が通るまで約1分加熱する。
5. 残ったらタッパーで保存。

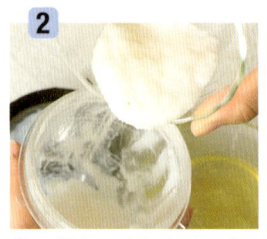

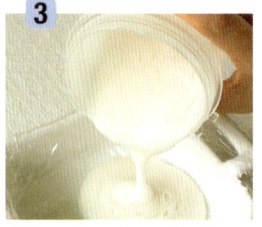

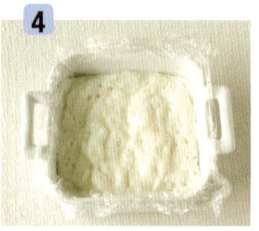

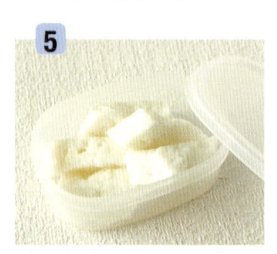

「イカとオクラの和えもの」 レベル5～2

| 1人分➡ | エネルギー 33kcal | たんぱく質 3.9g | 脂質 0.2g | 炭水化物 3.9g | 塩分 2.8g |

＜材料・1人分＞
イカはんぺん……………20g
オクラ（P40参照）………10g
しょうゆ……………大さじ1
わさび………………少々
トロミファイバー※…1/4包
※トロミファイバー：1包は3g（小さじ2）

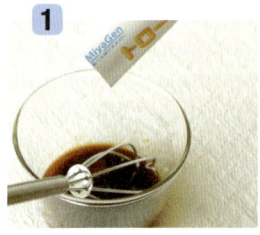

1. しょうゆ・わさび・トロミファイバーを混ぜ合わせタレをつくる。
2. 器に適当な大きさに切ったイカはんぺん・オクラ（P40参照）を盛り、①をかける。

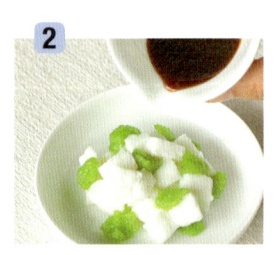

白身魚（煮付け）

煮魚のタレにトロミをつければ、
のど越しよく、安全においしく食べられる

「カレイの煮付け」 レベル5〜2

1人分➡ エネルギー 176kcal ／ たんぱく質 21.7g ／ 脂質 1.3g ／ 炭水化物 16.5g ／ 塩分 3.4g

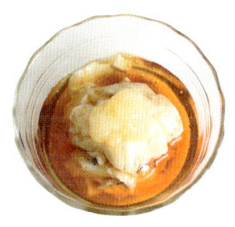

＜材料・1人分＞

カレイ……………100g	みりん……………大さじ2
しょうが(すりおろし)…少々	砂糖………………大さじ2
だし汁……………500cc	煮魚のタレ………100g
しょうゆ…………大さじ3	とろみしょうが……適量

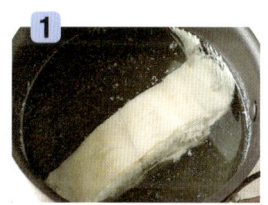

1 鍋にカレイ・しょうが・だし汁を入れ、カレイの身が白くなるまで数分煮る。

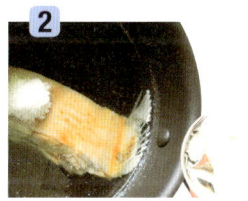

2 ①にしょうゆ・みりん・砂糖を入れて煮る。

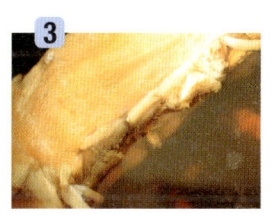

3 蓋をしてカレイの身が崩れる程度まで煮て味をしみ込ませる。

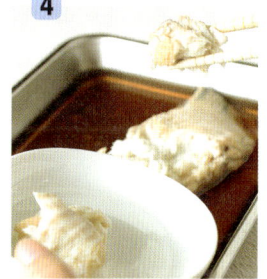

4 ③の身をほぐして器に盛り、煮魚のタレをかけ、とろみしょうがを飾る。

「煮魚のタレ」 レベル5〜2

1人分➡ エネルギー 38kcal ／ たんぱく質 0.9g ／ 脂質 00g ／ 炭水化物 8.0g ／ 塩分 1.4g

＜材料・1人分＞

煮魚の煮汁……………100cc
トロミファイバー※…1/2包
※トロミファイバー：1包は3g（小さじ2）

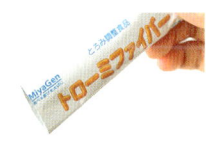

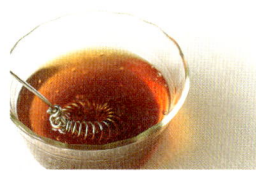

器に煮魚の煮汁・トロミファイバーを入れてよく混ぜる。

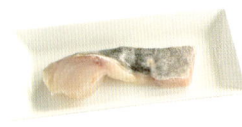

白身魚（焼き物）

良質なたんぱく質の補給に最適
大根おろしをそえて消化を助ける

「焼きタラの大根おろしがけ」 レベル5～2

1人分 → エネルギー 62kcal ／ たんぱく質 10.1g ／ 脂質 0.2g ／ 炭水化物 4.6g ／ 塩分 1.0g

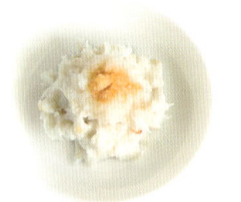

＜材料・1人分＞
- 白身魚……………50g
- 酒…………………適量
- すりおろし長芋…25g
- 大根おろし………適量
- しょうゆ…………適量

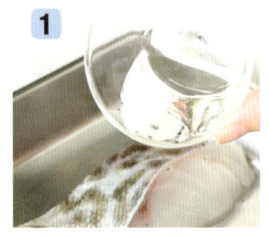

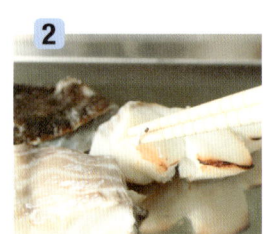

1. 白身魚に酒をふる。
2. 魚焼きグリルで焼いて皮と骨をとる。
3. ②・すりおろし長芋をミキサーに入れ、なめらかになるまでまわす。
4. 器に③を盛り、大根おろしをのせ、しょうゆをかける。

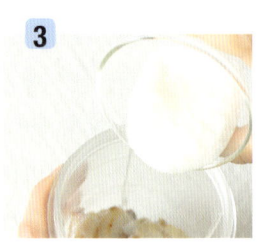

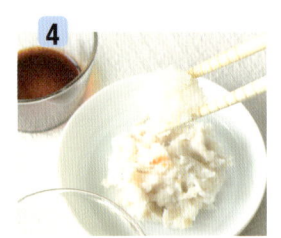

市販の食材を使用

「焼き魚」 レベル5～2

1人分 → エネルギー 146kcal ／ たんぱく質 13.6g ／ 脂質 8.6g ／ 炭水化物 2.7g ／ 塩分 1.1g

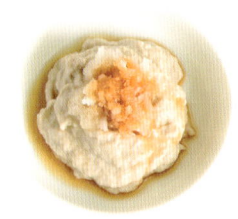

＜材料・1人分＞
- さばの塩焼き（惣菜）…50g
- だし汁………………50cc
- 大根おろし…………適量
- しょうゆ…………適量
- ミキサーゲル※…1/2包

※ミキサーゲル…1包は3g（小さじ2）

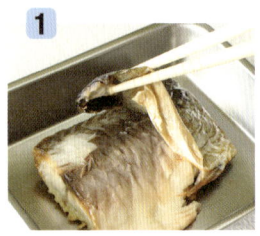

1. さばの塩焼きの皮と骨を取る。
2. ①・だし汁をミキサーに入れてまわす。
3. ②にミキサーゲルを入れ、少し固まるまで再度まわす。
4. 器に③を盛り、大根おろしをのせ、しょうゆをかける。

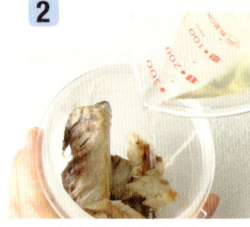

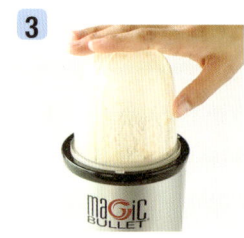

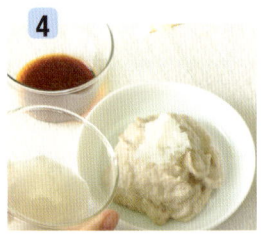

魚介　白身魚（焼き物）

062

卵

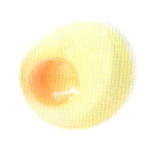

たまご
卵

必須アミノ酸やビタミンが豊富な完全栄養食品。
火にかけすぎず、とろとろに仕上げるのがコツ

「とろとろ卵」 レベル5～2

1人分 → エネルギー 86kcal ｜ たんぱく質 6.5g ｜ 脂質 5.2g ｜ 炭水化物 3.2g ｜ 塩分 0.3g

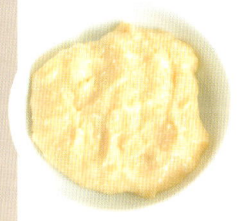

<材料・1人分>
- 卵……………………1個
- だし汁………………100cc
- トロミファイバー※…1包

※トロミファイバー：
　1包は3g（小さじ2）

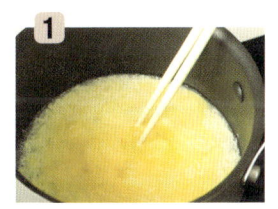

1. 鍋にだし汁を入れて火にかけ、沸騰したら弱火にして溶き卵を流しいれ、菜箸でよく混ぜる。
2. ①を火からおろし、トロミファイバーを入れてよく混ぜる。

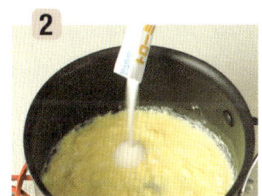

「ふんわりスクランブルエッグ」 レベル5～2

1人分 → エネルギー 256kcal ｜ たんぱく質 7.8g ｜ 脂質 18.9g ｜ 炭水化物 12.0g ｜ 塩分 0.3g

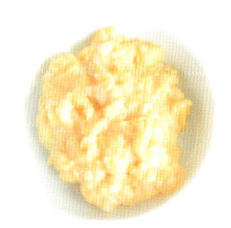

<材料・1人分>
- 卵……………………1個
- コンデンスミルク…大さじ1
- サラダ油……………適量

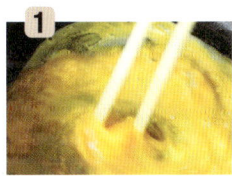

1. フライパンを温めてサラダ油を敷き、溶き卵を流し入れる。
2. ①が少し固まったら火を止める。コンデンスミルクを入れ、3回くらいかきまわす。
3. ②が半熟になったら器に盛る。

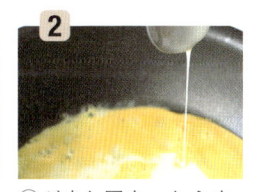

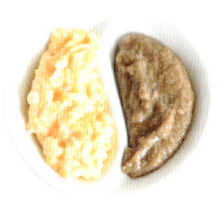

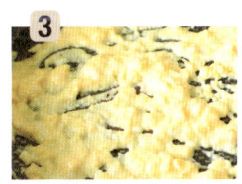

アレンジ 「2色丼の具」 レベル5～2

<材料と作り方・1人分>

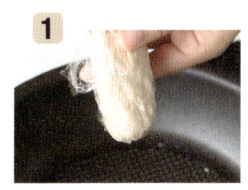

1. フライパンを温めて肉ペースト（30g・P65参照）を入れ、火が通るまで炒める。
2. ①にしょうゆ（小さじ1・1/2）・コンデンスミルク（15g）を入れてよく炒め、ふんわりスクランブルエッグと共に器に盛る。

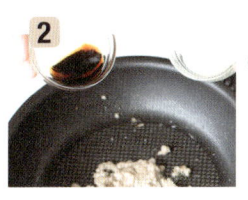

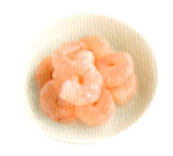

エビ（エビロール）

プリプリ食感のエビに、
はんぺんと絹豆腐をプラスしてたんぱく質アップ

「エビロール」 レベル5～2

1人分→（1/4量） エネルギー 34kcal｜たんぱく質 5.5g｜脂質 0.6g｜炭水化物 1.5g｜塩分 0.3g

<材料・作りやすい分量>
むきエビ………80g　　絹豆腐…………60g
はんぺん………40g　　塩………………少々

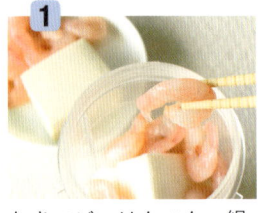

1 むきエビ・はんぺん・絹豆腐・塩をミキサーに入れて、全体がなめらかになるまでまわす。

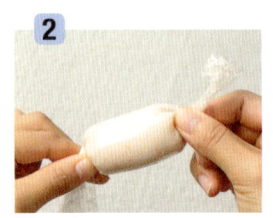

2 水分が飛んで固くならないよう、1/4量ずつラップで包み、口をねじる。

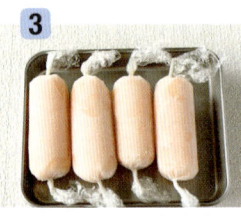

3 バットに並べて冷凍庫で保存する。

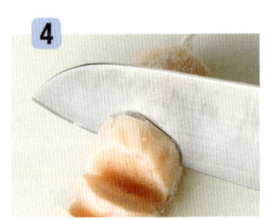

4 使う時は、凍ったまま切る。

保存方法

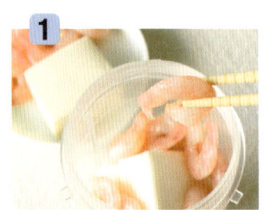

1 ゆでて保存

1 むきエビ・はんぺん・絹豆腐・塩をミキサーに入れて、全体がなめらかになるまでまわす。

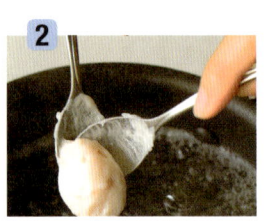

2 ①をスプーンでひと口大に丸め、熱湯でゆでる。

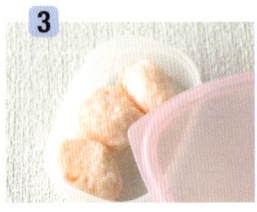

3 タッパーに入れて冷凍または冷蔵保存する。

2 キューブで冷凍保存

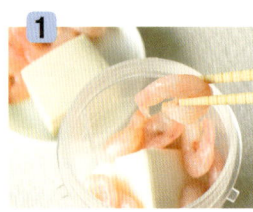

1 むきエビ・はんぺん・絹豆腐・塩をミキサーに入れて、全体がなめらかになるまでまわす。

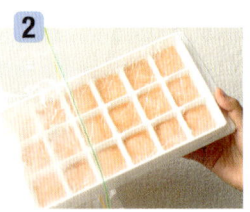

2 製氷皿に①を入れ、水分が飛んで固くならないよう、ラップで巻き、さらにチャックつきビニール袋に入れる。

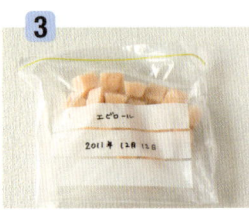

3 ②が固まったら、製氷皿から外し、チャックつきビニール袋に入れる。作った年月日を書いて保存する。

魚介　エビ（エビロール）

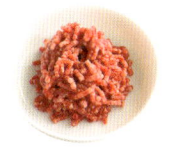

肉（肉ロール）

ミキサーを使うのがポイント。フードプロセッサーでは、肉の繊維や肉の粒々が残り、調理した際に固くなる

「肉ロール」 レベル5～2

1人分➡（1/3量） エネルギー 39kcal｜たんぱく質 2.8g｜脂質 2.0g｜炭水化物 2.3g｜塩分 0g

<材料・作りやすい分量>
- 合びき肉……………40g
- すりおろし長芋…30g
- たまねぎ…………30g

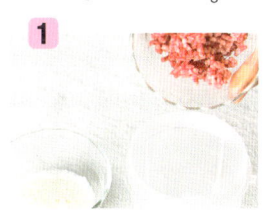

1 合びき肉・すりおろし長芋・皮をむき、適当な大きさに切ったたまねぎをミキサーに入れて、なめらかになるまでよくまわす。

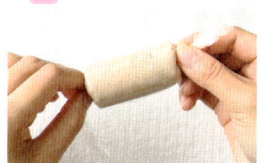

2 1/3量ずつラップで包み、口をねじる。

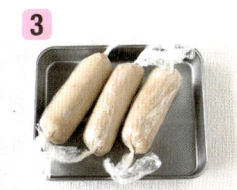

3 ②を冷凍庫に入れる。冷凍庫で7日間冷凍保存可能。

調理方法 レベル5～2

揚げる

<材料・1人分>
- 肉ロール………30g
- パン粉…………適量
- 揚げ油…………適量

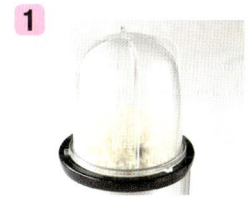

1 パン粉をミキサーに入れてまわし、細かくする。

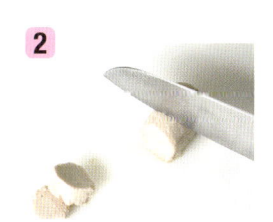

2 肉ロール（冷凍）を切る。

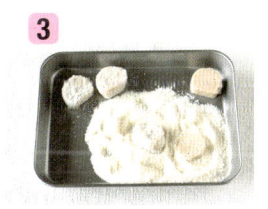

3 ②に①をつけ、自然解凍する。

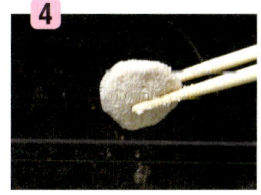

4 鍋にサラダ油を温め、③を揚げる。

焼く

<材料・1人分>
- 肉ロール………30g

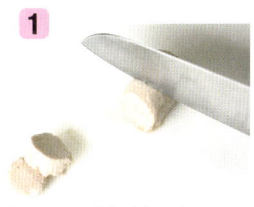

1 肉ロール（冷凍）を切り、自然解凍する。

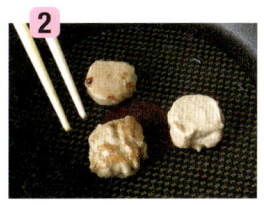

2 ①をフライパンで焼く。

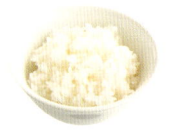

ごはん

粘りが出やすいごはんは、一度洗ってザルにあげる
ミキサーのかけすぎは粘りが出るので注意

| 1人分→ | エネルギー 86kcal | たんぱく質 1.3g | 脂質 0.1g | 炭水化物 19.2g | 塩分 0g |

主食 ごはん

「ごはん」

レベル5〜2

＜材料・1人分＞
ごはん……………50g
湯…………………100cc
ミキサーゲル※…1/4包

※ミキサーゲル：1包は3g（小さじ2）

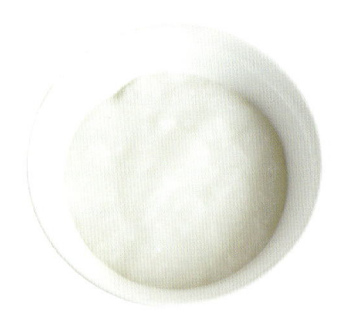

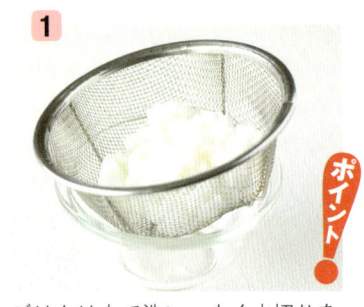

1 ごはんは水で洗い、よく水切りをする。

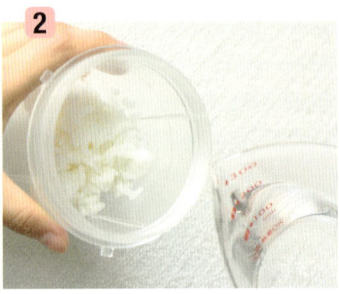

ポイント！

2 ①・湯をミキサーに入れて粒が少し残る程度までまわす。

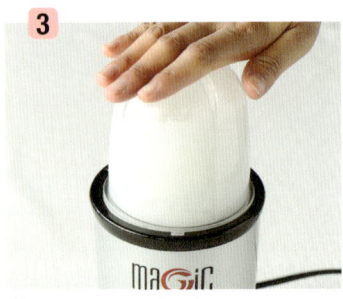

3 ②にミキサーゲルを入れ、少し固まるまで再度まわす。

電子レンジのかけ方ポイント

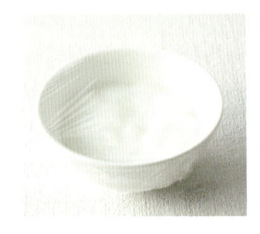

水分がとばないよう、ラップをする。
口の中が熱に敏感なため、熱くなりすぎると口の中を火傷してしまう。食べやすい温度（50℃）が、安全に食べられる温度。

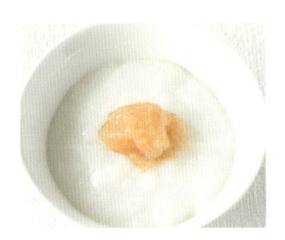

硬い場合の対処方法

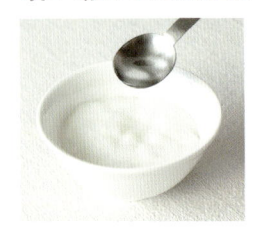

少し硬くなった場合は、湯を足して混ぜ、好みの硬さに調整する。

アレンジメニュー
「梅がゆ」
レベル5〜2
とろみ梅（P57参照）をのせる

アレンジメニュー
「卵がゆ」
レベル5〜2
とろとろ卵（P63参照）をのせ、煮魚のタレ（P61参照）をかける

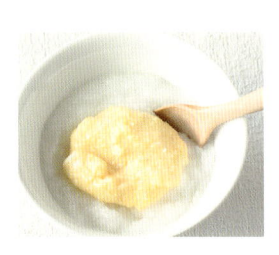

066

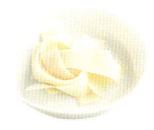

麺類

タピオカ粉が入った市販のうどんは、煮込んでもやわらかくならない製法。
ワンタンの皮を代用し、1枚1枚ゆでれば、安全でおいしい麺が完成

主食 / 麺類

| 1人分→ | エネルギー 224kcal | たんぱく質 8.7g | 脂質 2.3g | 炭水化物 41.1g | 塩分 0.9g |

※レベル2…エネルギー:233kcal、たんぱく質:9.0g　脂質:2.3g　炭水化物:44.1g　塩分:1.1g

「和風だし・けんちんうどん」

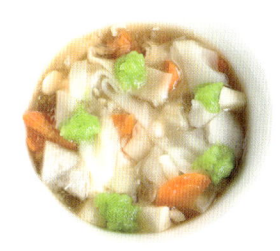

レベル5～3

＜材料・1人分＞
- にんじん………30g
- 大根…………30g
- 里芋…………20g
- 長ねぎ………20g
- ワンタンの皮…1/2袋
- 絹豆腐…………1/6丁
- だし汁…………300cc
- めんつゆ………大さじ1

＜飾り＞
- オクラ（P40参照）…少々

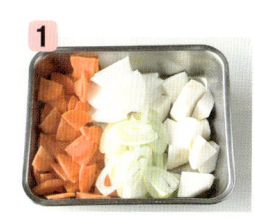

1. 野菜は皮をむいて薄切りにする。
2. 鍋に湯を沸かし、①を入れて里芋が箸でつぶれるくらいやわらかくなるまで煮る。
3. ワンタンの皮は1cm幅に切る。
4. 鍋にだし汁・めんつゆを入れて温め、③を1枚ずつ入れていく。（ポイント）
5. ④のワンタンが透明になったら、さいの目に切った豆腐・②を入れて煮る。

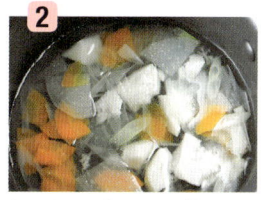

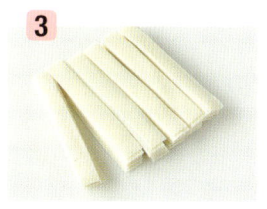

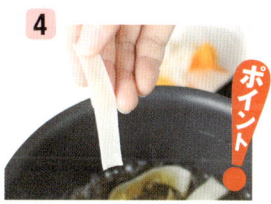

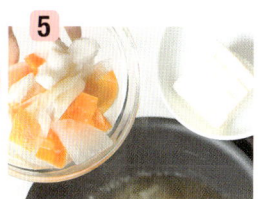

レベル2

＜材料・1人分＞
上記材料に加え、
ミキサーゲル※…1包

※ミキサーゲル：1包は3g（小さじ2）

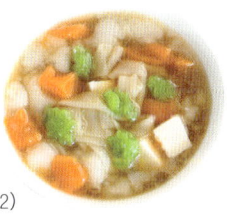

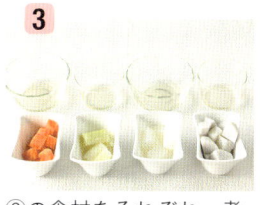

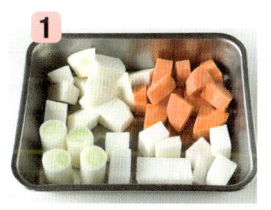

1. 野菜は皮をむいて適当な大きさに切る。
2. 鍋に①・だし汁・めんつゆを入れて煮る。
3. ②の食材をそれぞれ、煮汁（にんじん30cc・里芋20cc・大根30cc・長ねぎ20cc）と共にミキサーに入れて1種類ずつまわす。
4. ③の各々にミキサーゲル（1/4包ずつ）を入れて少し固まるまで再度まわし、小さくちぎる。
5. ＜レベル5～3＞の手順3・4と同じ。（ポイント）
6. ワンタンが透明になったら、さいの目に切った豆腐・④を入れる。

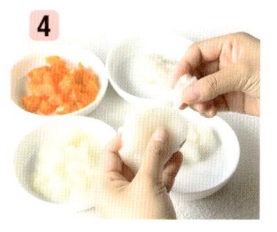

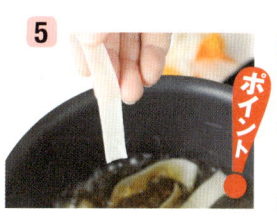

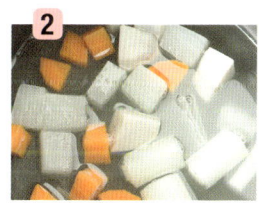

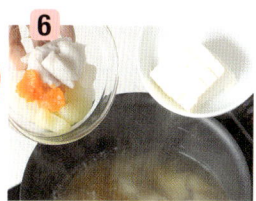

067

「切干大根」 レベル5〜2

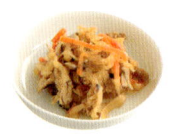

大根を天日干しした切干大根は
カリウム・カルシウムが豊富

1人分 ➡ エネルギー 27kcal｜たんぱく質 0.9g｜脂質 0.1g｜炭水化物 6.4g｜塩分 0.7g

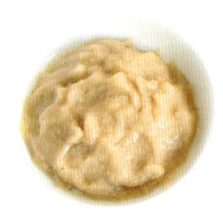

<材料・1人分>
- 切干大根(惣菜)…50g
- だし汁…………50cc
- ミキサーゲル※…1/2包

※ミキサーゲル：1包は3g（小さじ2）

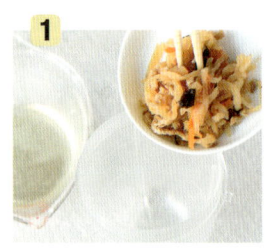

1 切干大根・だし汁をミキサーに入れてまわす。

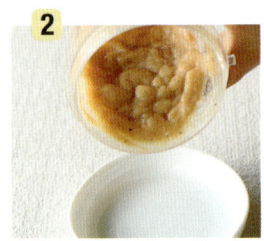

2 ①にミキサーゲルを入れて少し固まるまで再度まわし、器に盛る。

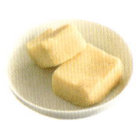

「高野豆腐煮物」 レベル5〜2

高野豆腐のような離水性の高い食材も
ミキサーゲルをプラスすれば食べやすい

1人分 ➡ エネルギー 84kcal｜たんぱく質 7.1g｜脂質 4.5g｜炭水化物 4.1g｜塩分 0.7g

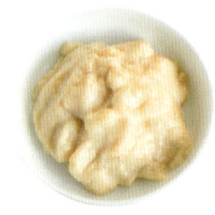

<材料・1人分>
- 高野豆腐(惣菜)…50g
- だし汁…………50cc
- ミキサーゲル※…1/2包

※ミキサーゲル：1包は3g（小さじ2）

1 適当な大きさに切った高野豆腐・だし汁をミキサーに入れてまわす。

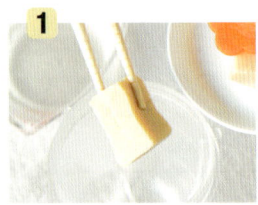

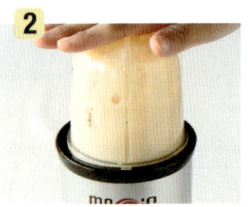

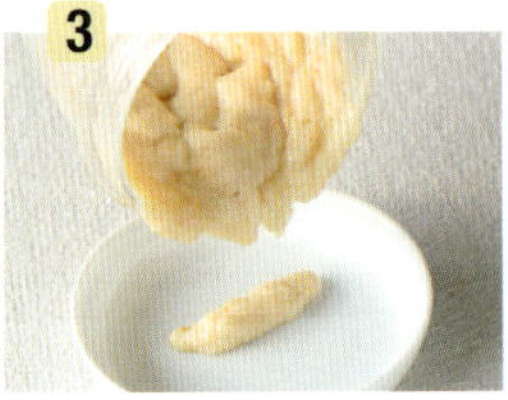

2 ①にミキサーゲルを入れ、少し固まるまで再度まわす。

3 器に②を盛る。

市販のおかず　切干大根の煮物・高野豆腐

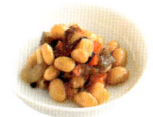

市販のおかず 五目豆煮物・ひじき煮物

「五目豆煮物」 レベル5〜2

小さくてばらけやすい豆類は
ミキサーゲルを加えてペースト状に

1人分 ➡ エネルギー 117kcal　たんぱく質 7.2g　脂質 5.1g　炭水化物 12.1g　塩分 0.6g

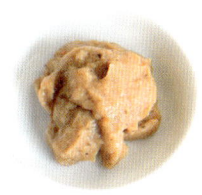

＜材料・1人分＞
五目豆煮物（惣菜）…50g
だし汁……………50cc
ミキサーゲル※……1/2包
※ミキサーゲル：1包は3g（小さじ2）

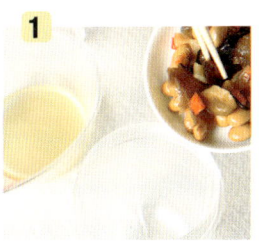

1 五目豆煮物・だし汁をミキサーに入れてまわす。

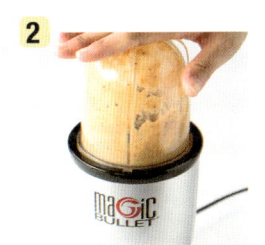

2 ①にミキサーゲルを入れ、少し固まるまで再度まわす。

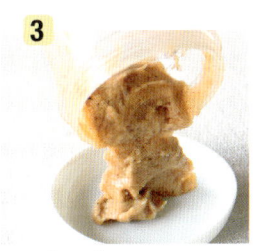

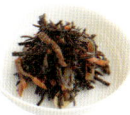

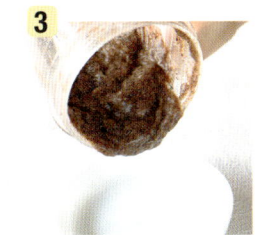

3 器に②を盛る。

「ひじき煮物」 レベル5〜2

カルシウム・ミネラルが豊富な海藻類を
しっかり摂るために

1人分 ➡ エネルギー 36kcal　たんぱく質 1.1g　脂質 2.0g　炭水化物 4.7g　塩分 0.7g

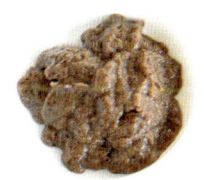

＜材料・1人分＞
ひじき煮物（惣菜）…50g
だし汁……………50cc
ミキサーゲル※……1/2包
※ミキサーゲル：1包は3g（小さじ2）

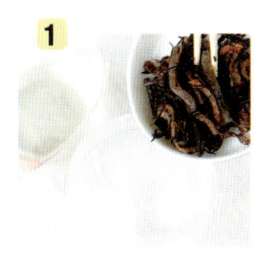

1 ひじき煮物・だし汁をミキサーに入れてまわす。

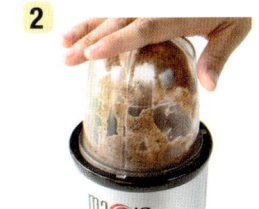

2 ①にミキサーゲルを入れ、少し固まるまで再度まわす。

3 器に②を盛る。

あわせると食べやすくなるもの

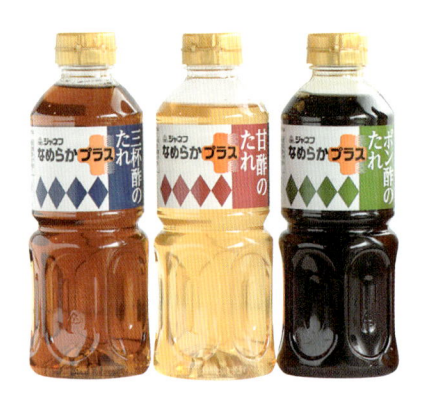

なめらかプラス

まろやかな酸味のお酢を使用した、三杯酢のとろみをつけた「たれ」3種。ひとかけしただけで、食べやすさが格段にアップするほか、納得のおいしさ。
販売元：キユーピー（株）
☎0120-14-1122

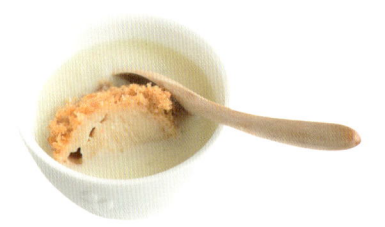

クリーム系スープのもと

クリーム系スープの素をトロミがでるくらいの湯で溶いて、ポテトサラダやコロッケ・リゾット等に混ぜて食べる。喉のとおりが少しよくなる上、カロリーアップにもなる。

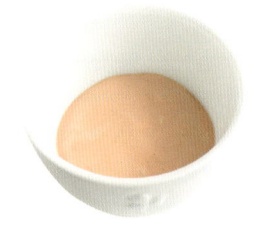

マヨネーズ

喉に通りにくい場合や料理にプラスするとカロリーアップにつながる。お好みで、マヨネーズをヨーグルトや辛子・ケチャップ等と混ぜる。

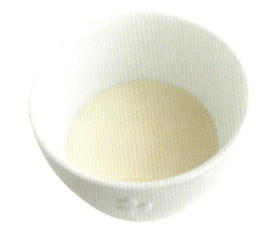

ヨーグルト

マヨネーズの粘性を薄くしたり、洋風のソースに使ったり多様に使える。腸内環境も整えてくれる。甘味が欲しい場合は、ヨーグルトに果汁を煮詰めたソースを混ぜたり、はちみつやジャムなどをプラスすると、カロリーアップし、なめらかに食べられる。

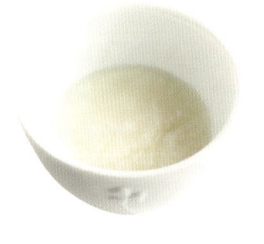

長芋

長芋をすりおろし、魚や肉などと組み合わせ飲み込みやすくする。長芋のネバネバが、飲み込みにくい食材をつるんと流し込んでくれて、食べやすくする。

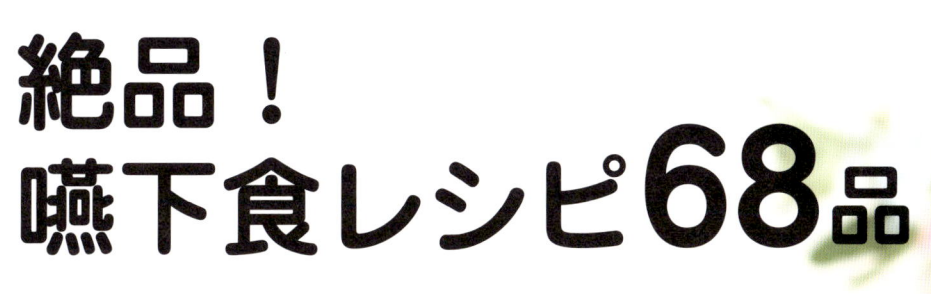

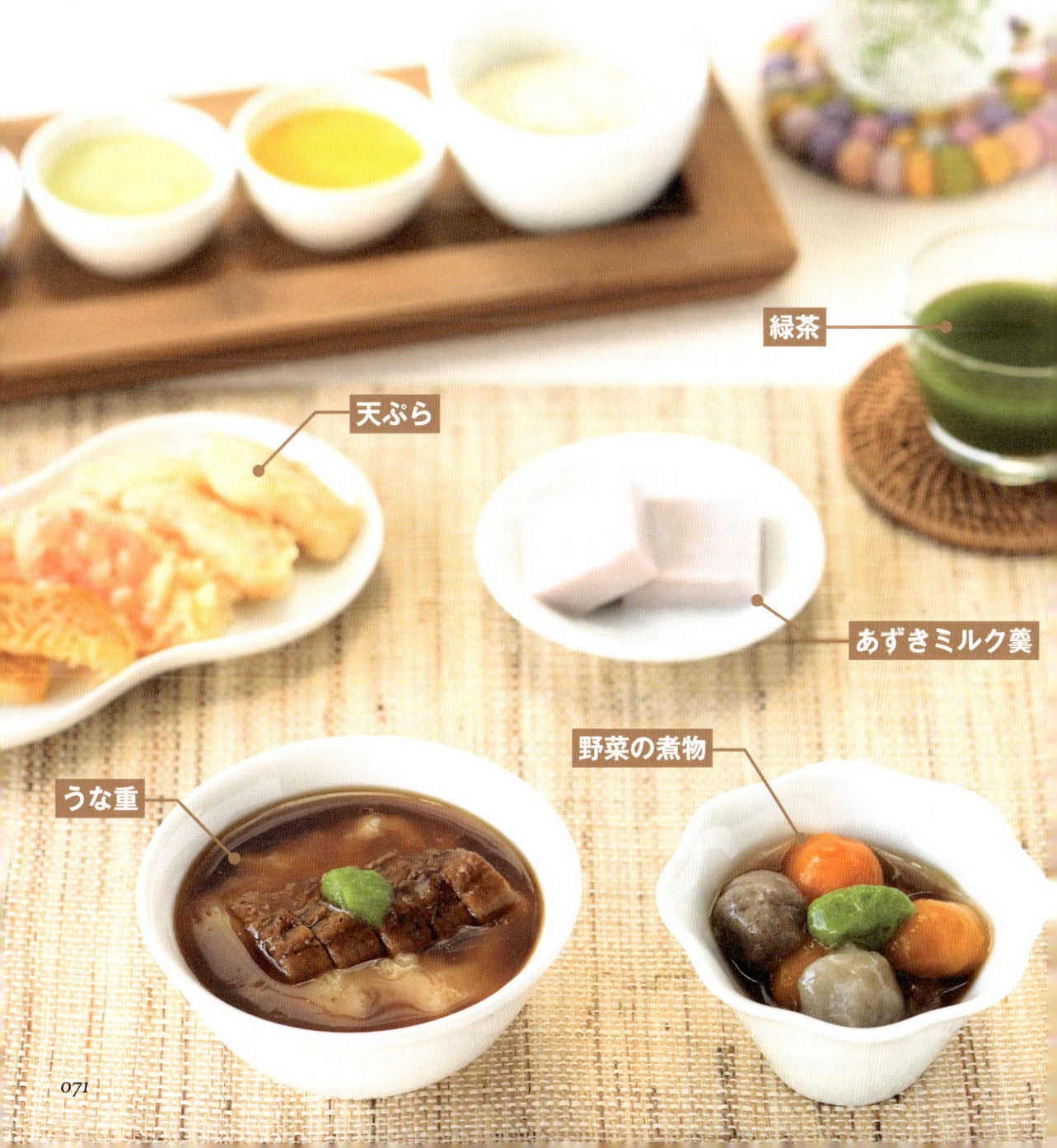

食事が（また）楽しくなる。
絶品！嚥下食レシピ68品

- 緑茶
- 天ぷら
- あずきミルク羹
- 野菜の煮物
- うな重

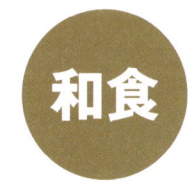

「天ぷら」(さつまいも・かぼちゃ・エビ)

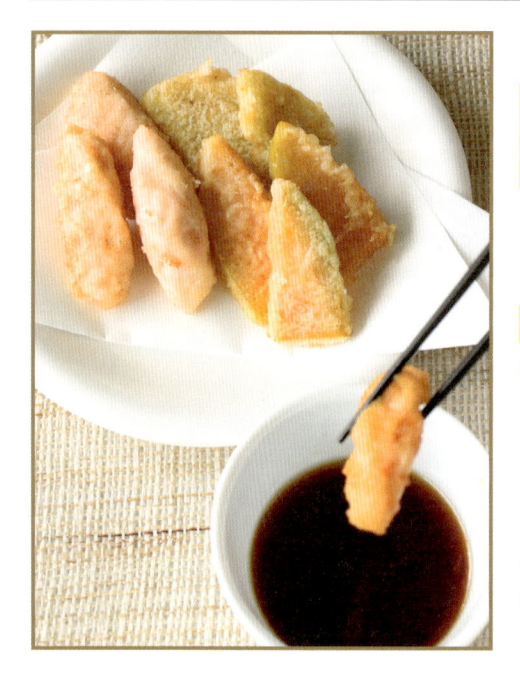

和食

ポイント
① 野菜は下ゆでするのが、やわらかくするコツ。
② 天つゆにしっかりひたして、衣をやわらかくする。

レベル5〜3
ゆでる前に食べやすい大きさに切る

<材料・1人分>
かぼちゃ……………………25g
さつまいも…………………25g
エビロール(生:P64参照)…20g
天ぷら粉……………………適量
揚げ油………………………適量
めんつゆ……………………10g

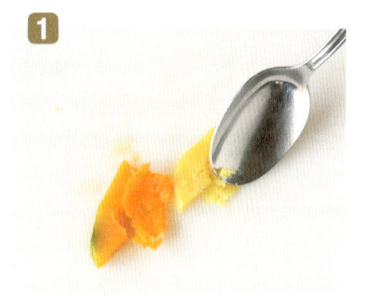

1 野菜は皮をむいて薄切りにし、指でつぶれるくらいまでやわらかくゆでる。

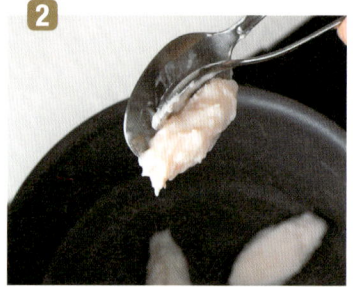

2 エビロールは細長く成型し、ゆでる。

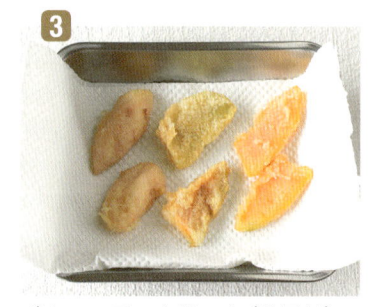

3 ボウルに天ぷら粉・水(分量外)を入れてよく混ぜ、①・②をくぐらせて、180度くらいの油で揚げる。

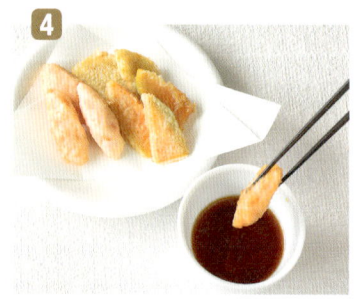

4 めんつゆ・水(分量外)を混ぜて天つゆを作り、器に盛る。

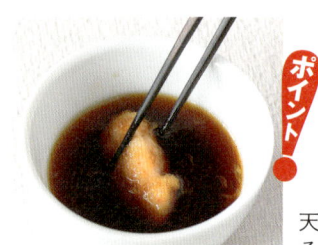

ポイント! 天ぷらは天つゆによく浸して食べるとやわらかくなる。

1人分	エネルギー	たんぱく質	脂質	炭水化物	塩分
	212kcal	4.8g	8.7g	28.2g	0.5g

レベル2
揚げ玉で天ぷらの味わいを実現

＜材料・1人分＞
にんじん……………………15g
かぼちゃ……………………15g
さつまいも…………………15g
エビロール（生：P64参照）…20g
天かす………………………適量
めんつゆ……………………大さじ1
水……………………………大さじ3
ミキサーゲル※……………1/2包
※ミキサーゲル：1包は3g（小さじ2）

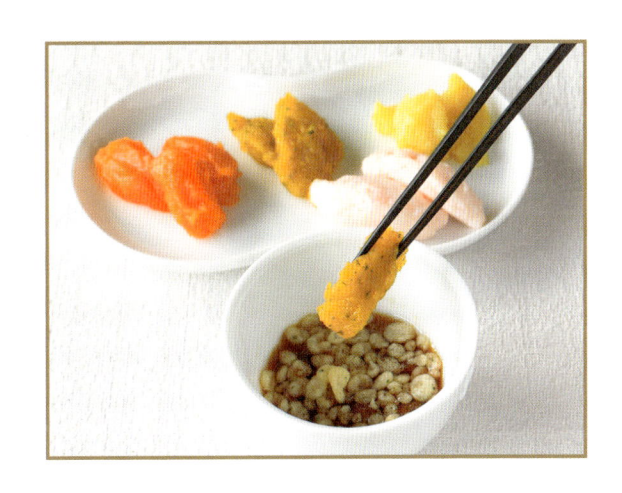

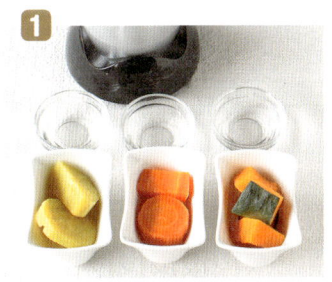

1 野菜は皮をむいて熱湯でゆでて、それぞれ水（大さじ1ずつ）と共にミキサーに入れてまわす。

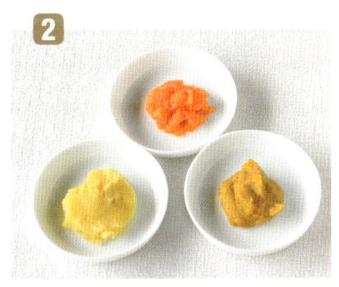

2 ①の各々にミキサーゲル（小さじ1/6包ずつ）入れて少し固まるまで再度まわす。

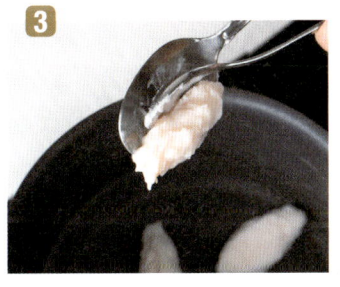

3 エビロールは細長く成型し、ゆでる。

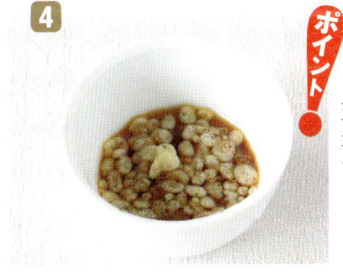

4 ポイント！ 天かす・めんつゆ・水（分量外）を入れて混ぜて天つゆを作り、器に盛る。天ぷらは天つゆによく浸して食べる。

| 1人分→ | エネルギー | 129kcal | たんぱく質 | 4.0g | 脂質 | 5.4g | 炭水化物 | 16.8g | 塩分 | 0.8g |

アレンジメニュー
「天丼」
レベル5〜3 ／ **レベル2**

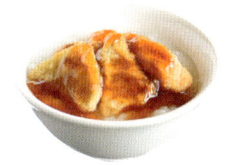

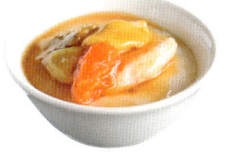

ごはん（P66参照）の上にめんつゆに浸した天ぷらをのせ、薄めためんつゆ（50cc）を温めてトローミファイバー（1/4包）※を加え、とろみをつけたタレをかける。とろみは食べる方に合わせて調整を。

アレンジメニュー
「天ぷらうどん」
レベル5〜3 ／ **レベル2**

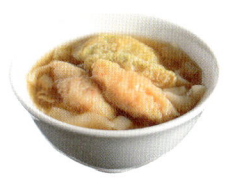

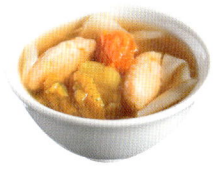

うどん（P67参照）・天ぷら（天かす含む）を薄めためんつゆと一緒に煮込む。とろみが足りない場合は水溶き片栗粉でとろみを加える。時間がたつと麺がくっついてしまうので、作りたてを食べる。

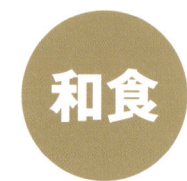

「うな重」

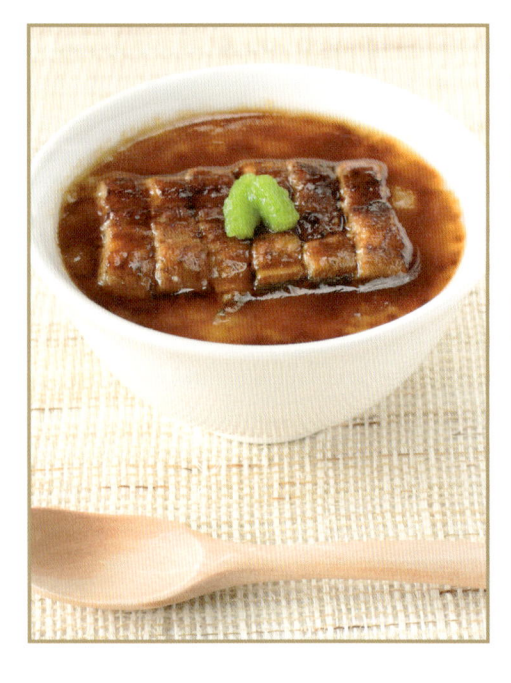

和食

ポイント
① 真空パックのうなぎを選んで、湯せんをする。
② タレにとろみをつけすぎないように注意。

レベル5〜3
うなぎは湯せんしてから皮をむく

＜材料・1人分＞
うなぎの蒲焼き（真空パック）…50g
ごはん（P66参照）……………100g
オクラ（P40参照）……………少々
うなぎのタレ……………………15cc
トローミファイバー※…………1/4包
※トローミファイバー：1包は3g（小さじ2）

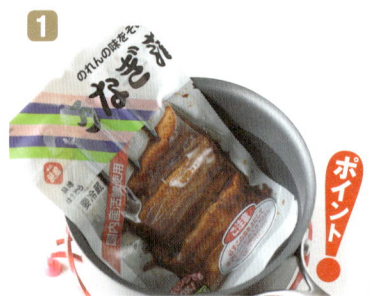

1 うなぎの蒲焼きは袋ごと湯せん、または蒸し器で約5〜10分温める。（ポイント）

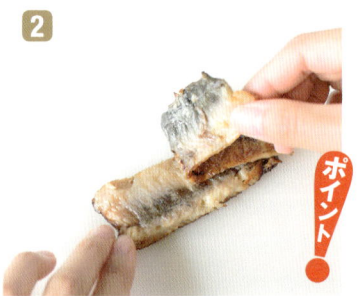

2 ①の皮をとり、食べやすい大きさに切る。（ポイント）

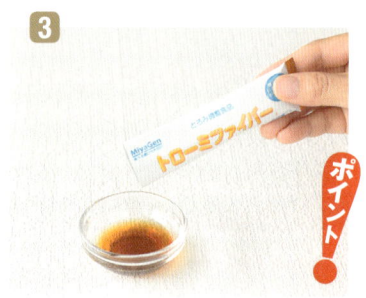

3 うなぎのタレにトローミファイバーを入れて混ぜる。（ポイント）

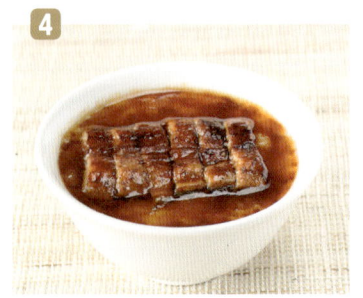

4 器にごはんを盛り、②をのせ、③をかけてオクラを飾る。

1人分 ➡ エネルギー 237kcal｜たんぱく質 12.9g｜脂質 10.6g｜炭水化物 21.7g｜塩分 1.4g

レベル2

ごはんにもタレかけて、味をしみ込ませる

＜材料・1人分＞
うなぎの蒲焼き（真空パック）…50g
ごはん（P66参照）……………100g
オクラ（P40参照）……………少々
だし汁……………………………50cc
うなぎのタレ……………………15cc
ミキサーゲル※………………1/2包
トロミファイバー※…………1/4包

※ミキサーゲル、トロミファイバー：
1包は3g（小さじ2）

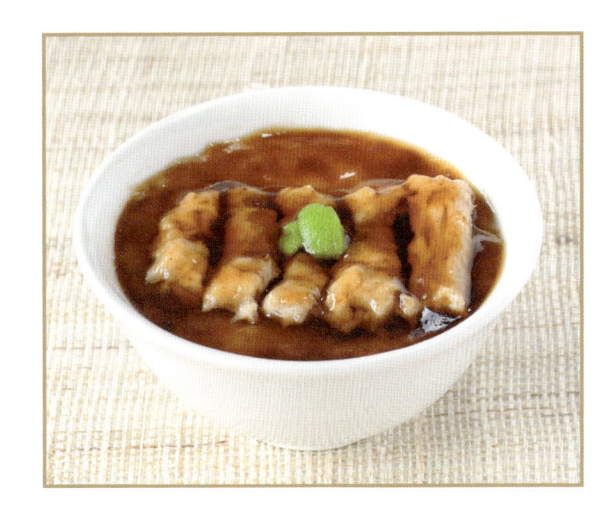

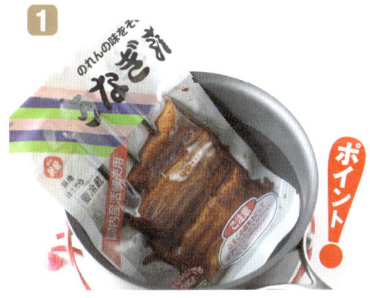

1 うなぎの蒲焼きは袋ごと湯せん、または蒸し器で約5〜10分温める。

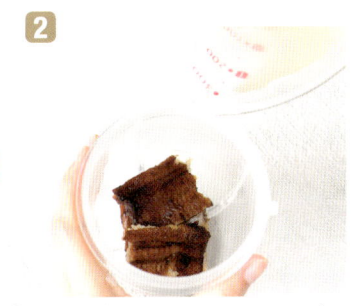

2 ①・だし汁をミキサーに入れてまわす。

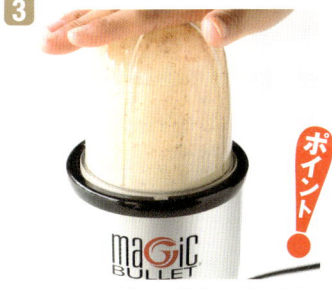

3 ②にミキサーゲルを入れ、少し固まるまで再度まわす。

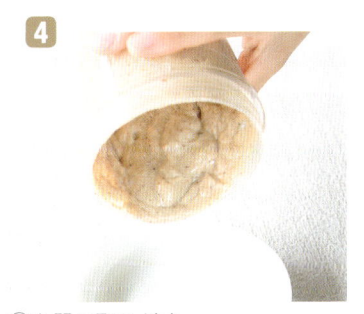

4 ③を器に取りだす。

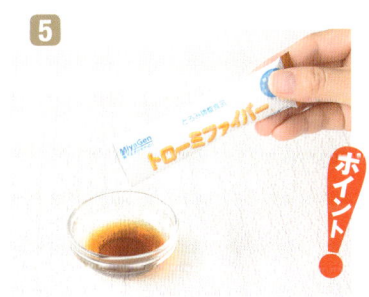

5 うなぎのタレにトロミファイバーを入れて混ぜる。

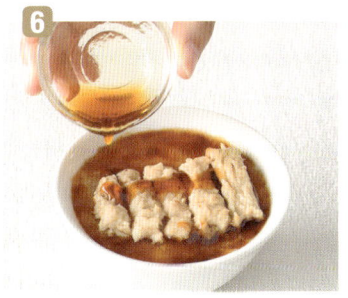

6 器にごはんを盛り、形を整えた④をのせ、⑤をかけてオクラを飾る。

| 1人分➡ | エネルギー | 241kcal | たんぱく質 | 13.1g | 脂質 | 10.6g | 炭水化物 | 23.2g | 塩分 | 1.5g |

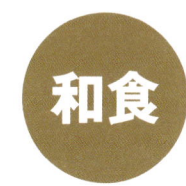

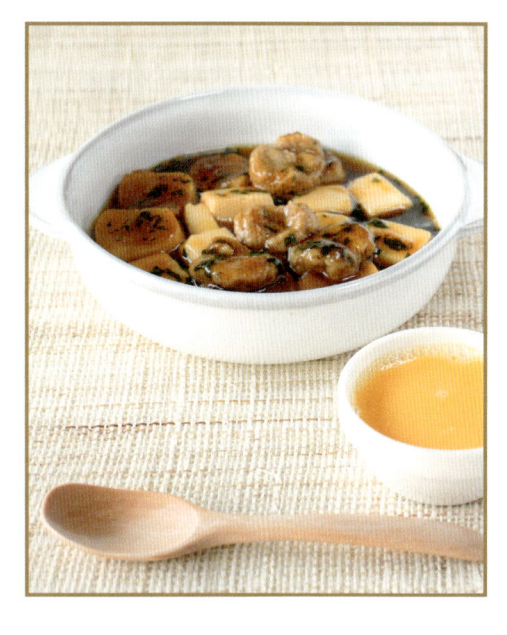

「すき焼き」

和食

ポイント
① 肉ロール（P65）は、煮込みすぎるとかたくなるので、最後に加える。
② 煮汁にとろみをつけ、溶き卵をからめて食べると飲み込みやすい。

レベル5～3
長ねぎの代わりにたまねぎを使う

＜材料・1人分＞

肉ロール(冷凍：P65参照)……60g	絹豆腐…………1/4丁
ほうれん草………20g	卵………………1個
麩(乾燥)…………3g	すき焼きのタレ…50cc
たまねぎ…………25g	だし汁……………200cc
	片栗粉……………適量

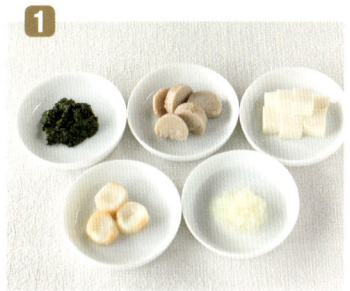

1 ほうれん草はゆでて細かくきざみ、肉ロールは1cm厚さに切り、麩は水で戻し、たまねぎは皮をむいてすりおろし、絹豆腐は食べやすい大きさに切る。

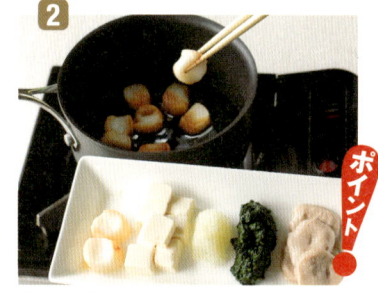

2 鍋にすき焼きのタレ・だし汁を入れて煮立て、麩・絹豆腐・たまねぎ・ほうれん草、最後に肉ロールの順で入れて煮る。

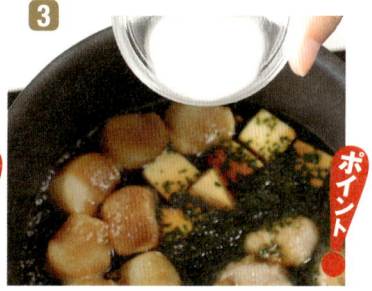

3 ②に水溶き片栗粉でとろみをつけ、器に盛る。

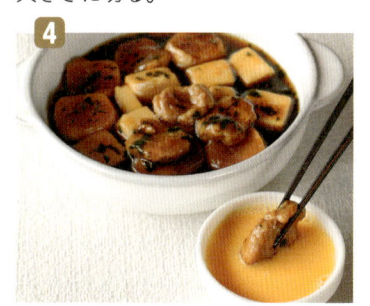

4 別の器に卵を割り入れて溶き、③をつけて食べる。

| 1人分➡ | エネルギー 297kcal | たんぱく質 19.5g | 脂質 11.3g | 炭水化物 28.1g | 塩分 3.6g |

レベル2
素材ごとにミキサーにかける

<材料・1人分>
- 肉ロール（冷凍：P65参照）…60g
- ほうれん草……………………20g
- 長ねぎ…………………………25g
- 絹豆腐…………………………1/4丁
- 卵………………………………1個
- だし汁…………………………適量
- すき焼きのタレ………………50cc
- 水………………………………200cc
- 片栗粉…………………………適量
- ミキサーゲル※………………1/2包

※ミキサーゲル：1包は3g（小さじ2）

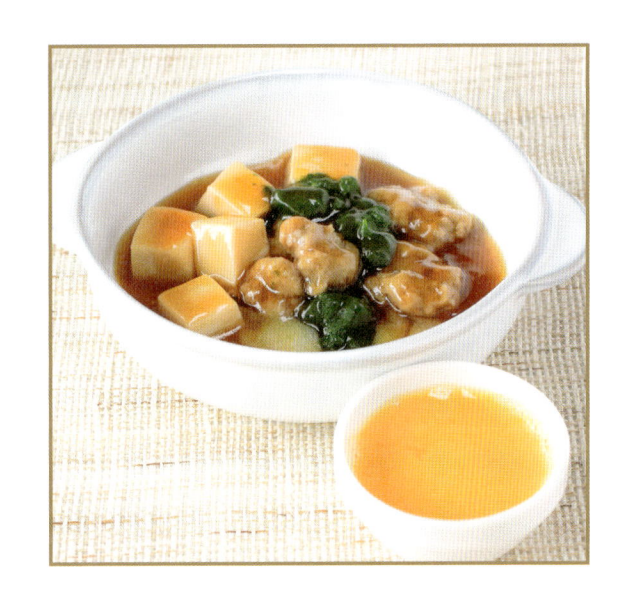

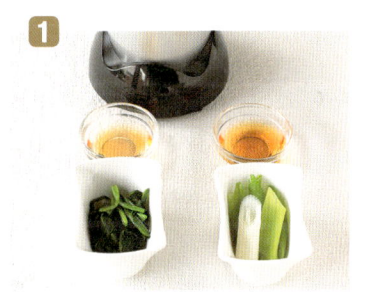

1 ほうれん草・長ねぎは適当な大きさに切り、鍋にだし汁と共に入れて煮る。各々の食材を、煮汁（ほうれん草20cc・長ねぎ25cc）と共にミキサーに入れてまわす。ミキサーゲル（小さじ1/2ずつ）を加えて少し固まるまで再度まわす。

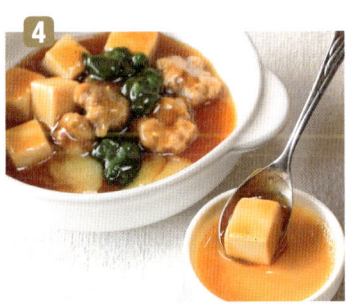

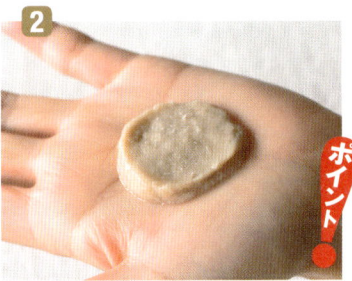

2 肉ロールは1cm厚さに切って手のひらで平らにのばす。絹豆腐は食べやすい大きさに切る。

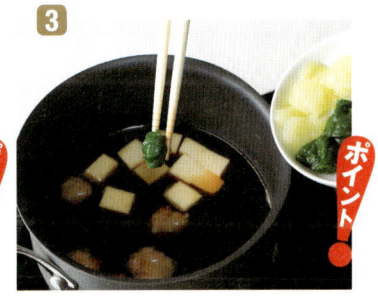

3 鍋にすき焼きのタレ・水を煮立て、絹豆腐・肉ロールの順で入れて煮たら、水溶き片栗粉でとろみをつけて火を止め、最後に①を入れる。

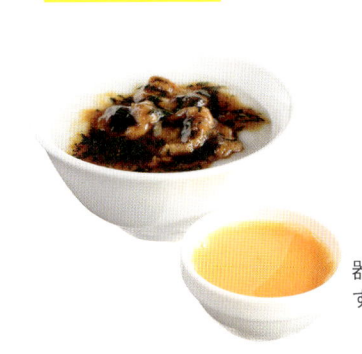

4 器に卵を割り入れて溶き、③をつけて食べる。

アレンジメニュー 「牛丼」
レベル5〜3 / **レベル2**

器にごはんを盛り、すき焼きをのせる。

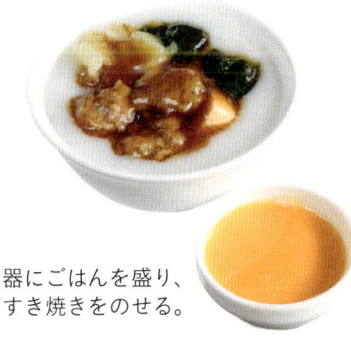

1人分 → エネルギー 283kcal ／ たんぱく質 18.0g ／ 脂質 11.2g ／ 炭水化物 26.8g ／ 塩分 3.4g

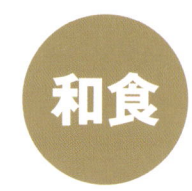

「海鮮丼」

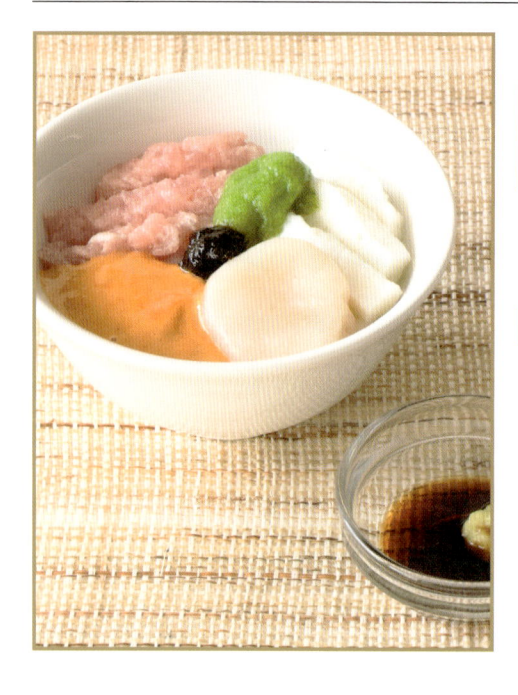

和食

ポイント
① ウニは包丁でたたいてペースト状に、ホタテはミキサーにかけてから、成型を。
② ごはんはとろみのある甘酢だれと合わせて酢飯に。

レベル5〜3
イカはんぺんをイカに見立てて

<材料・1人分>

ごはん（P66参照）	100g	オクラ（P40参照）	少々
イカはんぺん（P60参照）	20g	甘酢のたれ（ジャネフ）	大さじ1
ウニ	20g	しょうゆ	少々
ホタテ	20g	とろみわさび（P57参照）	少々
ねぎとろ	30g	水	20cc
のりの佃煮	10g	ミキサーゲル※	1/4包

※ミキサーゲル：1包は3g（小さじ2）

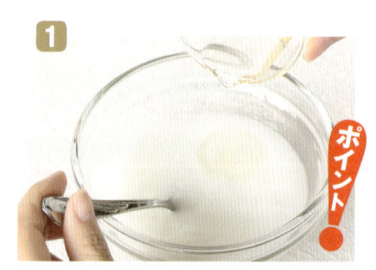

1 ごはんに甘酢のたれを混ぜて酢飯を作り、器に盛る。

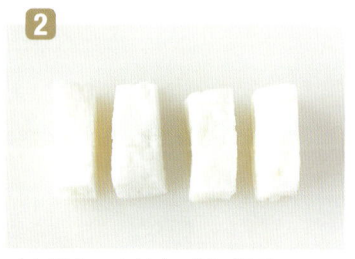

2 イカはんぺんは1cm幅に切る。

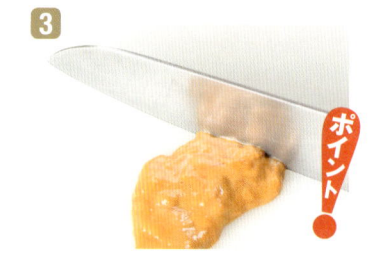

3 ウニはとろとろになるまで包丁でたたく。

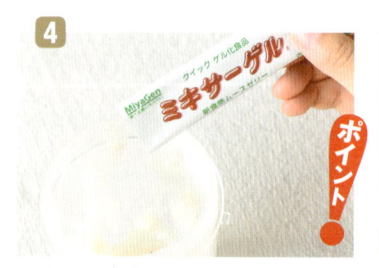

4 ホタテ・水をミキサーに入れてまわし、ミキサーゲルを入れてスプーンで混ぜ合わせる（少量だとミキサーではきちんと混ざらないため）。

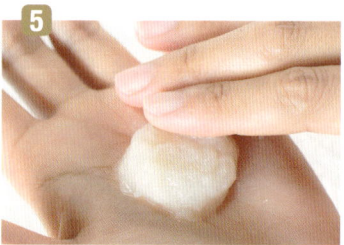

5 手を水でぬらし、④をホタテの形にする。

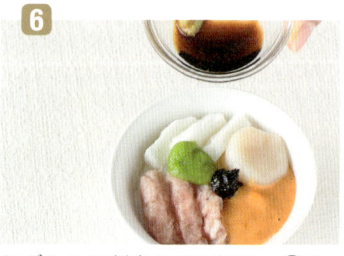

6 ねぎとろは刺身の形に切り、①の上に②・③・⑤・のりの佃煮・オクラと共にのせ、しょうゆ・とろみわさびをかける。

| 1人分 | エネルギー | 184kcal | たんぱく質 | 19.8g | 脂質 | 1.9g | 炭水化物 | 24.3g | 塩分 | 3.5g |

078

レベル2

刺身もミキサーにかければ、食べやすい

<材料・1人分>
- ごはん（P66参照）………100g
- イカ………………………20g
- マグロ……………………20g
- ホタテ……………………20g
- ウニ………………………20g
- のりの佃煮………………10g
- オクラ（P40参照）………少々
- 甘酢のたれ（ジャネフ）…大さじ1
- 水…………………………60cc
- しょうゆ…………………少々
- とろみわさび……………少々
- ミキサーゲル※…………3/4包

※ミキサーゲル：1包は3g（小さじ2）

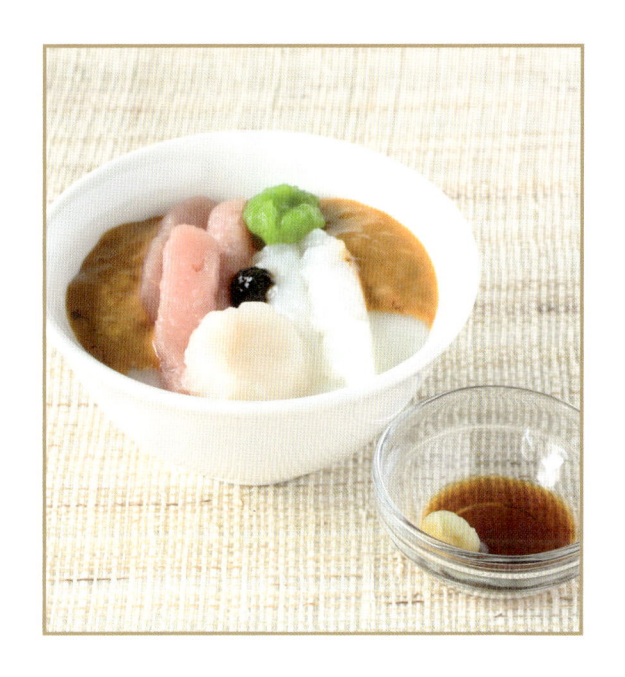

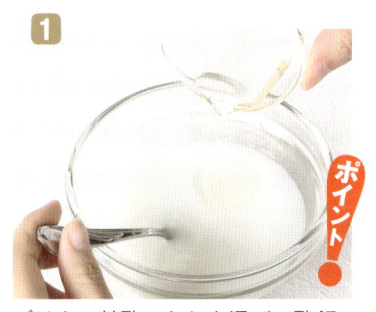

1 ごはんに甘酢のたれを混ぜて酢飯を作り、器に盛る。

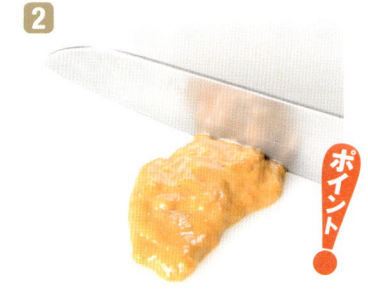

2 ウニはとろとろになるまで包丁でたたく。

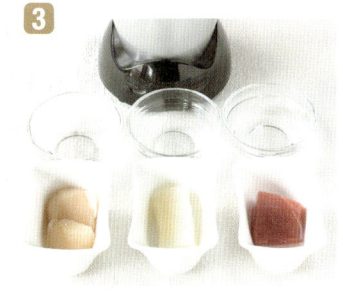

3 イカ・マグロ・ホタテは各々、水（20ccずつ）と共にミキサーに入れてまわす。ミキサーゲル（1/4包ずつ）を各々入れてスプーンで混ぜる（少量だときちんと混ざらないため）。

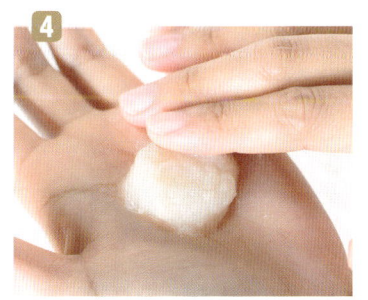

4 手を水でぬらし、③のホタテを成型する。

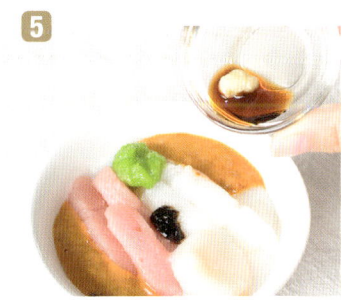

5 マグロ・イカの形を整え、①の上に④・のりの佃煮・オクラと共にのせ、しょうゆ・とろみわさびをかける。

| 1人分➡ | エネルギー | 180kcal | たんぱく質 | 18.5g | 脂質 | 1.9g | 炭水化物 | 25.1g | 塩分 | 3.6g |

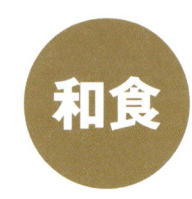

「かつ丼」

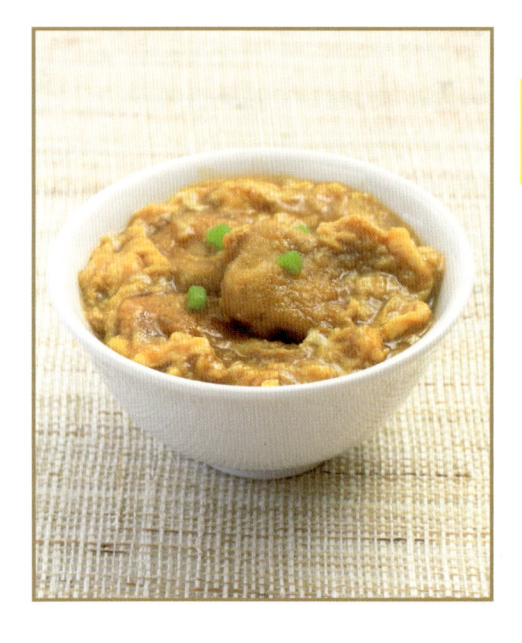

和食

ポイント
① 小麦粉・卵・パン粉の衣はうすくつけることがポイント。
② 肉ロールは衣をつけてから、自然解凍させる。染み出した水分で衣が自然とやわらかに。

レベル5〜2
トロンとした半熟たまごが食べやすくするコツ

<材料・1人分>

肉ロール（冷凍：P65参照）…30g	揚げ油…………適量
ごはん（P66参照）……………100g	片栗粉…………少々
卵………………………………1/2個	<衣>
キャベツ（P42参照）…………少々	小麦粉…………適量
すき焼きのタレ………………10cc	卵………………適量
水………………………………30cc	パン粉…………適量

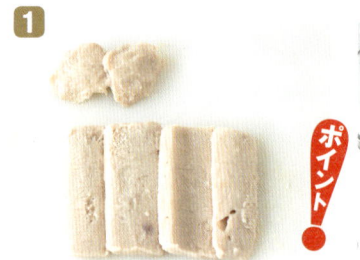

1 包丁で切れるくらいに解凍した肉ロールの上下を切り、縦4等分する。 **ポイント**

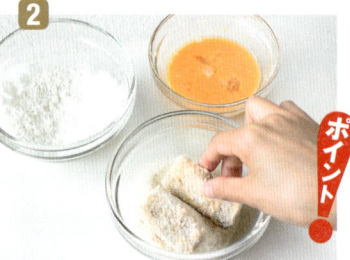

2 ①に小麦粉・卵・ミキサーで細かくしたパン粉をつけ、自然解凍する。※衣の小麦粉・卵・パン粉は薄めにつける。 **ポイント**

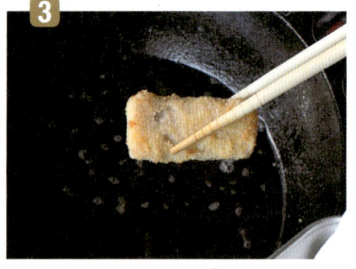

3 鍋に揚げ油を温め、②を衣がきつね色になるまで揚げる。

アドバイス たまごを入れたら、すぐに火を止める。

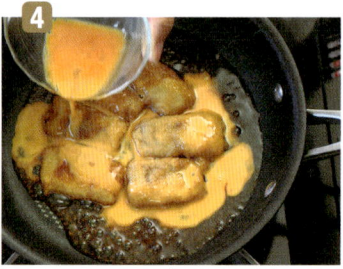

4 別の鍋にすき焼きのタレ・水を入れて煮立て、③を入れて衣がしんなりしたら溶き卵をまわし入れて火を止める。

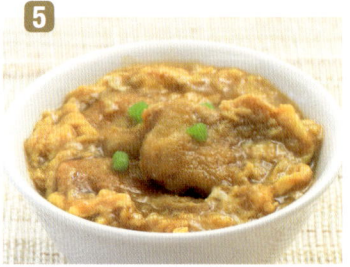

5 ④からかつを取り出し、煮汁に水溶き片栗粉を入れてとろみをつける。器にごはんを盛り、かつをのせて、タレをかけ、キャベツを飾る。

| 1人分➡ | エネルギー 259kcal | たんぱく質 8.8g | 脂質 12.5g | 炭水化物 26.9g | 塩分 0.9g |

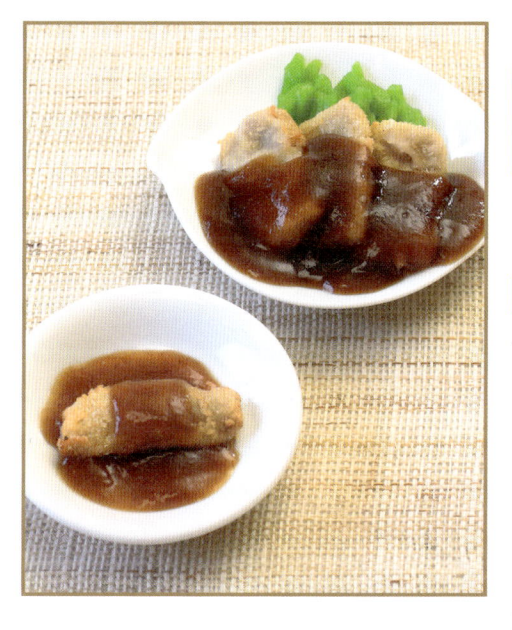

「ソースかつ」

> **ポイント**
> ① 肉ロールは冷凍されているうちに切って、衣をつける。
> ② とんかつソースはだしと合わせて薄めてから、たっぷりつけて食べやすく。

レベル5～2
せん切り風のキャベツを添えて、とんかつらしく

＜材料・1人分＞
肉ロール（冷凍：P65参照）…30g
キャベツ（P42参照）…………適量
とんかつソース………………大さじ1
コンソメだし…………………50cc
トローミファイバー※………1包
※トローミファイバー：1包は3g（小さじ2）

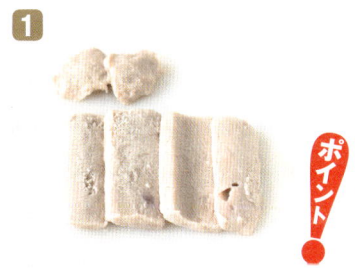

＜衣＞
小麦粉…適量
卵………適量
パン粉…適量

1 包丁で切れるくらいに解凍した肉ロールの上下を切り、縦4等分する。

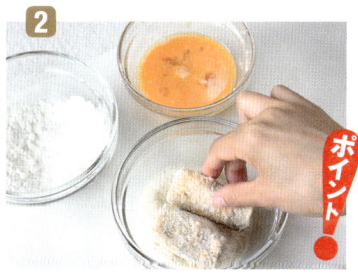

2 ①に小麦粉・卵・ミキサーで細かくしたパン粉をつけ、自然解凍する。※衣の小麦粉・卵・パン粉は薄めにつける。

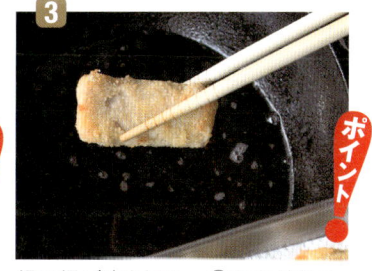

3 鍋に揚げ油を温め、②を衣がきつね色になるまで揚げる。

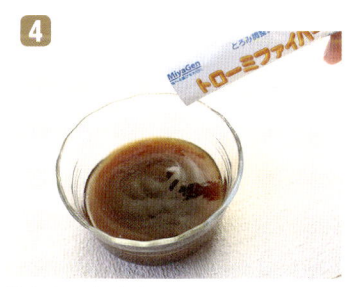

4 ボウルにとんかつソース・コンソメだし・トローミファイバーを入れてよく混ぜる。

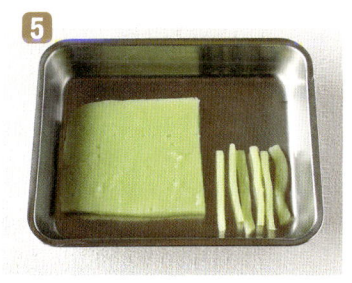

5 キャベツはせん切り風にする。

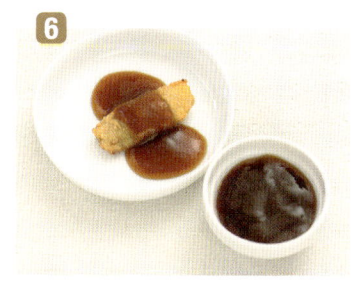

6 器に⑤・③を盛り、④をかける。

| 1人分➡ | エネルギー | 172kcal | たんぱく質 | 4.6g | 脂質 | 9.9g | 炭水化物 | 16.3g | 塩分 | 1.9g |

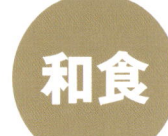

「カレイのさば味噌煮風」

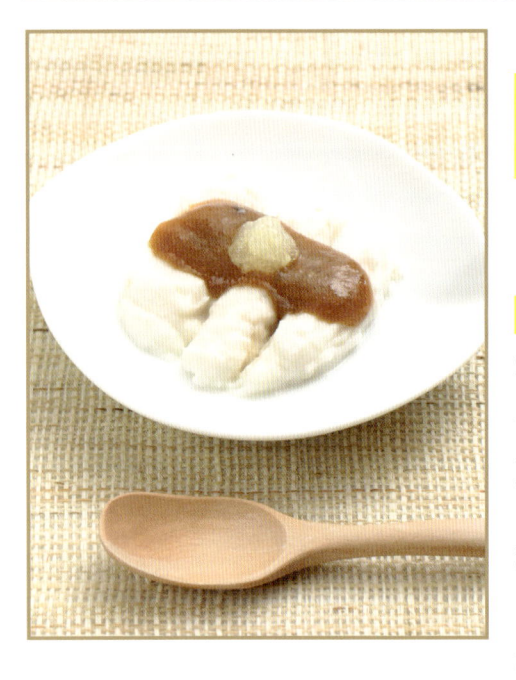

和食

ポイント
① 缶詰の汁(のみ)を使って味付けを簡単に。
② 加熱した煮汁に水溶き片栗粉を加えてとろみをつける。

レベル5〜2
カレイは焼く前に酒をふって身をやわらかくする

＜材料・1人分＞

カレイ	50g
すりおろし長芋	25g
さば味噌煮汁(缶詰)	50cc
酒	適量
とろみしょうが	少々
トローミファイバー※	1包

※トローミファイバー：1包は3g（小さじ2）

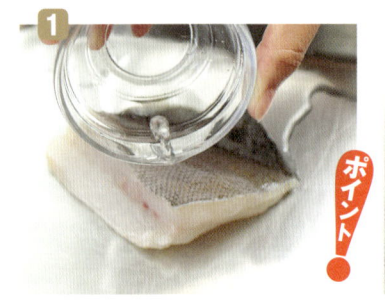

1 身をやわらかくするため、カレイに酒をふる。

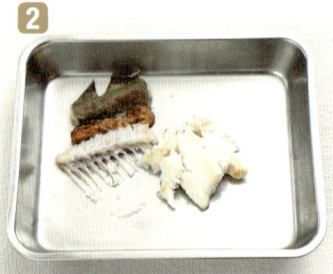

2 魚焼きグリルで焼いて、皮と骨をとる。

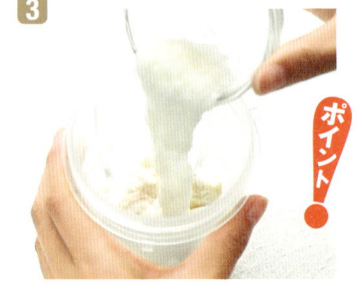

3 ②・すりおろし長芋をミキサーに入れてまわす。

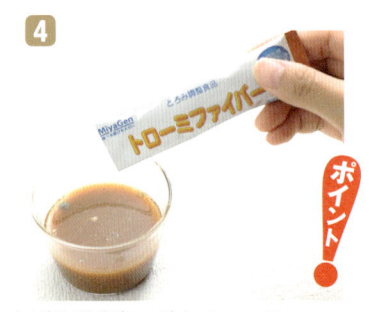

4 さば味噌煮缶の汁にトローミファイバーを入れて混ぜる。

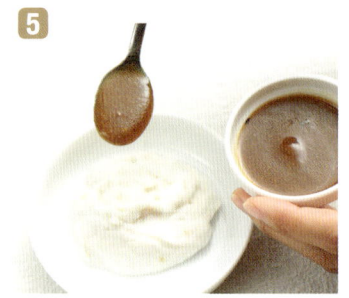

5 器に③を盛り、④をかけ、とろみしょうがを飾る。

1人分 → エネルギー 157kcal｜たんぱく質 12.1g｜脂質 1.5g｜炭水化物 18.6g｜塩分 2.0g

> 市販の食材を使用

「さば味噌煮缶ペースト」

レベル5～2
骨もそのままミキサーにかける

＜材料・1人分＞
さば味噌煮（缶詰）…50g
だし汁……………50cc
とろみしょうが……少々
ミキサーゲル※……1/2包
※ミキサーゲル：1包は3g（小さじ2）

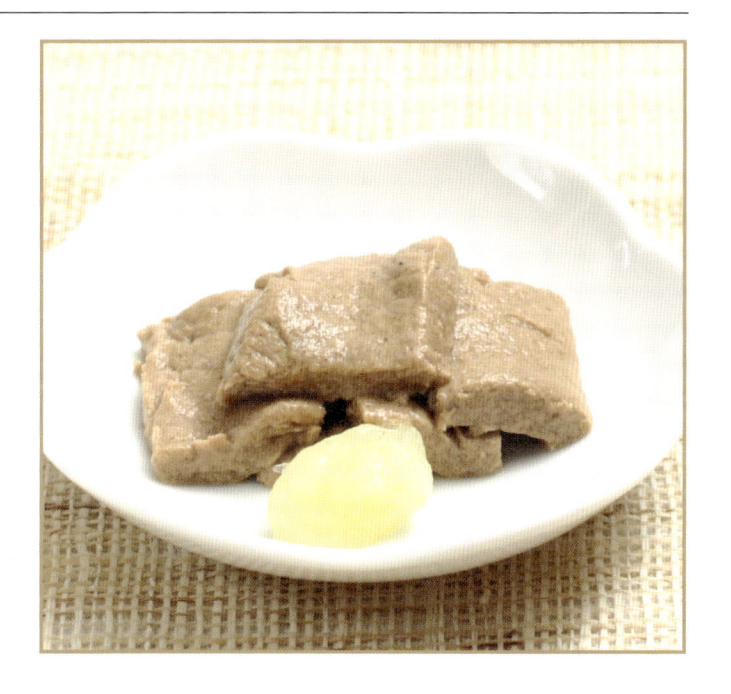

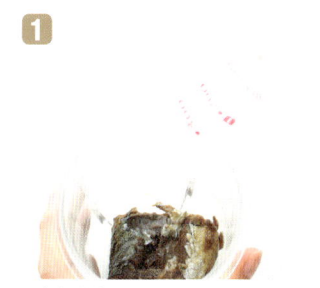

1 さば味噌煮・だし汁をミキサーに入れてまわす。

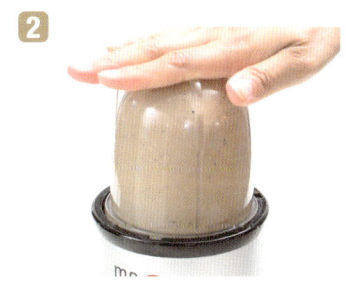

2 ①にミキサーゲルを入れ、少し固まるまで再度まわす。

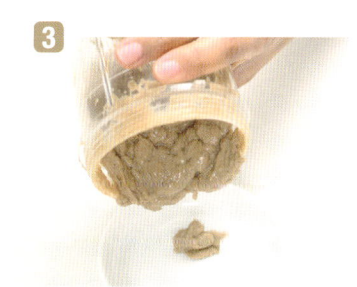

3 器に出したら、②を食べやすい大きさに切って、とろみしょうがを飾る。

| 1人分 → | エネルギー 117kcal | たんぱく質 8.3g | 脂質 7.0g | 炭水化物 5.7g | 塩分 0.7g |

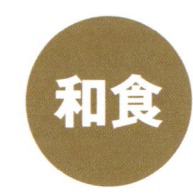

「焼き鮭」

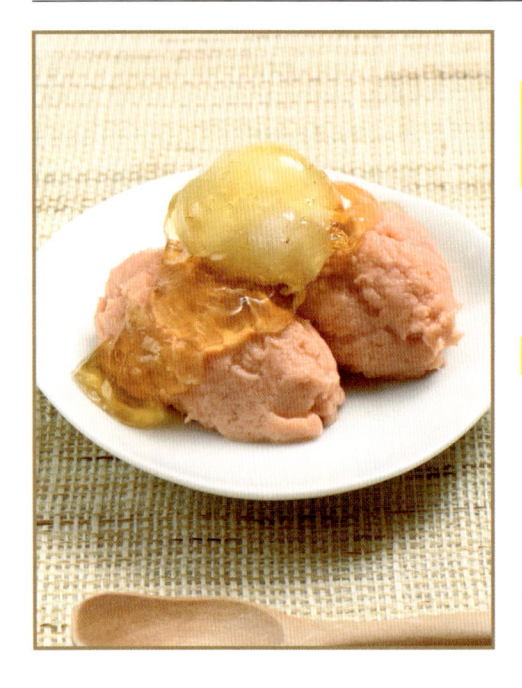

和食

> ポイント
> ① 焼きすぎると身がかたくなるので要注意。
> ② 長芋のすりおろしを加えて、ふんわりやわらかく。

レベル5～2
甘塩鮭を選んで、塩分摂取を控えめに

＜材料・1人分＞
- 鮭（甘塩）……………………50g
- すりおろし長芋………………25g
- 大根おろし……………………30g
- 酒………………………………適量
- 三杯酢のジュレ（ジャネフ）…大さじ1

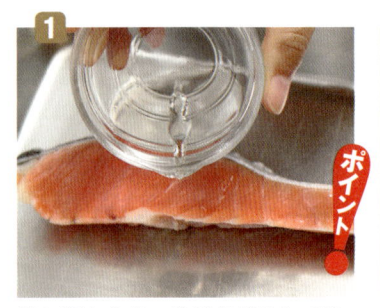

1 鮭に酒をふり、魚焼きグリルで焼く。

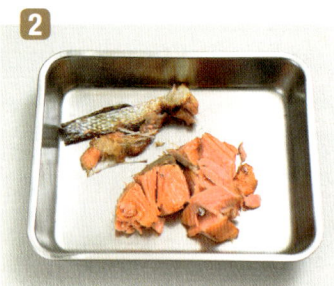

2 ①の皮と骨をとる。

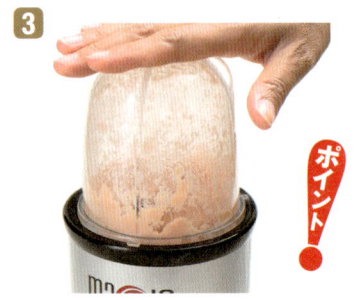

3 ②・すりおろし長芋をミキサーに入れてまわす。

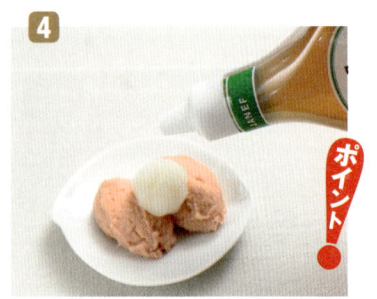

4 器に③を盛り、大根おろし・三杯酢のジュレをかける。

| 1人分➡ | エネルギー | 141kcal | たんぱく質 | 12.5g | 脂質 | 5.7g | 炭水化物 | 8.0g | 塩分 | 2.5g |

「鮭茶漬け」

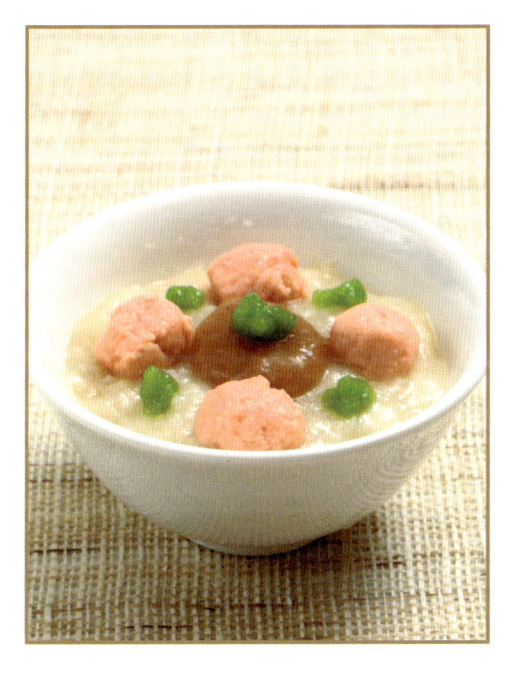

> **ポイント**
> ① 飲み込みやすい適温に冷ましてから食べる。
> ② だし汁を入れすぎてさらさらにならないように注意。

レベル5〜2
お好みでわさび（P57参照）を加えて風味を楽しむ

<材料・1人分>
焼き鮭（P84参照）………20g
ごはん……………………70g
オクラ（P40参照）………少々
とろみ梅（P57参照）……少々
だし汁……………………100cc
ミキサーゲル※…………1/2包

※ミキサーゲル：1包は3g（小さじ2）

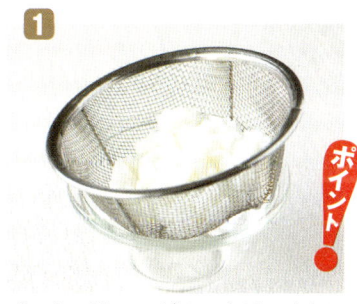

1 ごはんは洗い、ざるにあけて水気を切る。

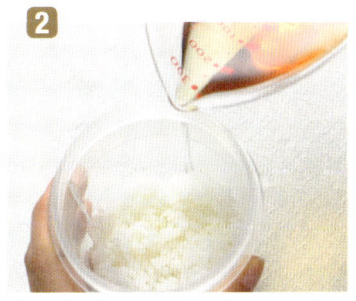

2 ①・だし汁をミキサー入れて少し粒が残る程度にまわす。

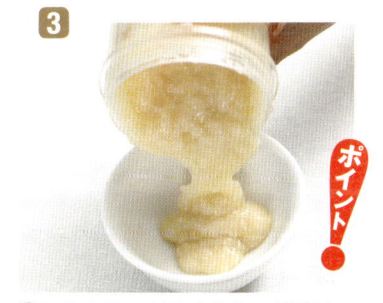

3 ②にミキサーゲルを入れ、再度まわし器に盛る。

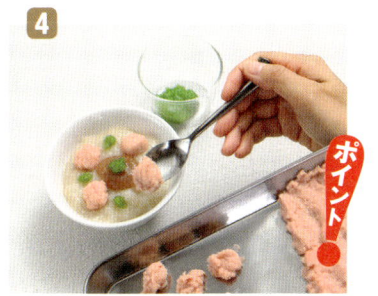

4 ③に焼き鮭・オクラ・とろみ梅をのせる。

| 1人分➡ | エネルギー | 158kcal | たんぱく質 | 5.1g | 脂質 | 1.6g | 炭水化物 | 29.7g | 塩分 | 0.8g |

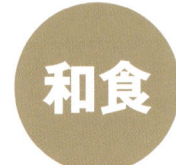

「野菜の煮物」

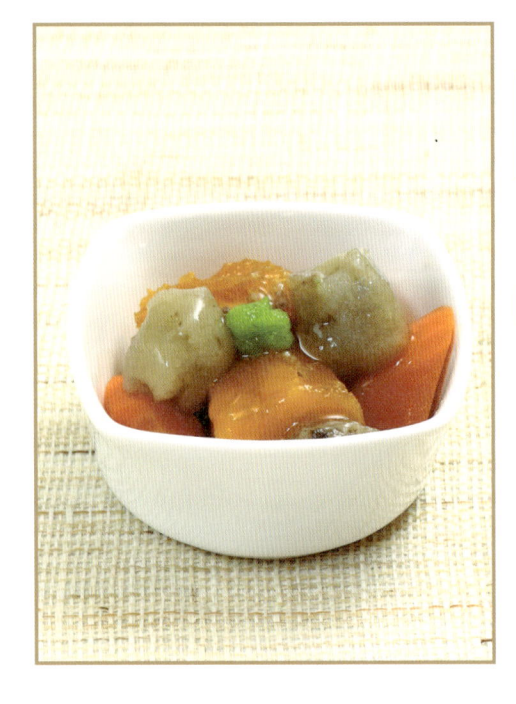

和食

ポイント
① ごぼう・しいたけはミキサーにかけ、煮崩れる野菜はやわらかく煮込む。
② 水溶き片栗粉でだし汁にとろみをつける。

レベル5〜3
スプーンでつぶせるほど、やわらかく煮る

<材料・1人分>

にんじん……………20g	しょうゆ(めんつゆ)…大さじ2
ごぼう………………20g	片栗粉………………適量
かぼちゃ……………20g	ミキサーゲル※………1包
しいたけ……………20g	※ミキサーゲル：1包は3g（小さじ2）
オクラ（P40参照）…少々	
だし汁………………300cc	
砂糖…………………大さじ1	

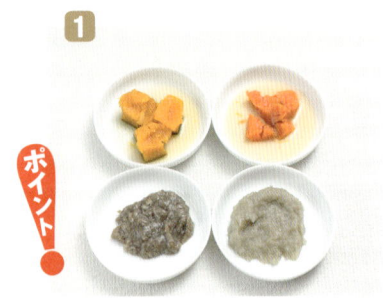

1 にんじん・ごぼうは皮をむいて小さめに切り、かぼちゃ・しいたけは小さめに切る。鍋にだし汁（300cc）・砂糖・しょうゆを入れて、やわらかくなるまで煮る。
ごぼう・しいたけは各々、煮汁（20ccずつ）と共にミキサーに入れてまわす。各々にミキサーゲル（1/4包ずつ）を入れ、少し固まるまで再度まわす。

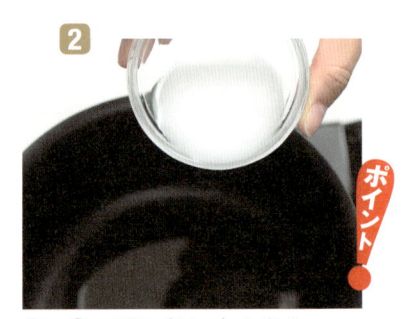

2 鍋に①の煮汁（50cc）を煮立て、水溶き片栗粉を加えてとろみをつけ、タレを作る。

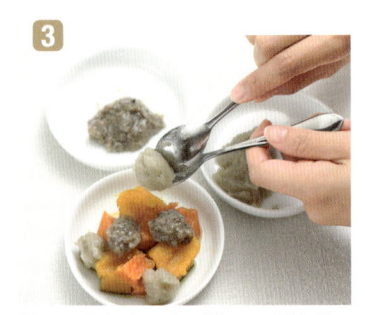

3 器ににんじん・かぼちゃ、形を整えたごぼう・しいたけを盛る。

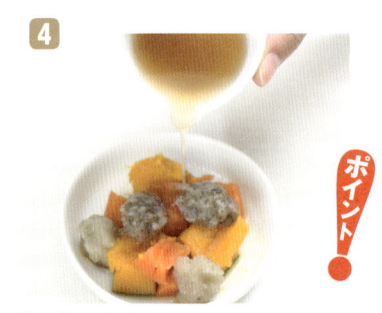

4 ③に②をかける。

| 1人分→ | エネルギー 127kcal | たんぱく質 5.4g | 脂質 0.2g | 炭水化物 28.9g | 塩分 5.6g |

レベル2
野菜ごとにミキサーにかけて彩りよく

＜材料・1人分＞
- にんじん……………20g
- ごぼう………………20g
- かぼちゃ……………20g
- しいたけ……………20g
- オクラ（P40参照）…少々
- だし汁………………300cc
- 片栗粉………………適量
- ミキサーゲル※……2包

※ミキサーゲル：1包は3g（小さじ2）

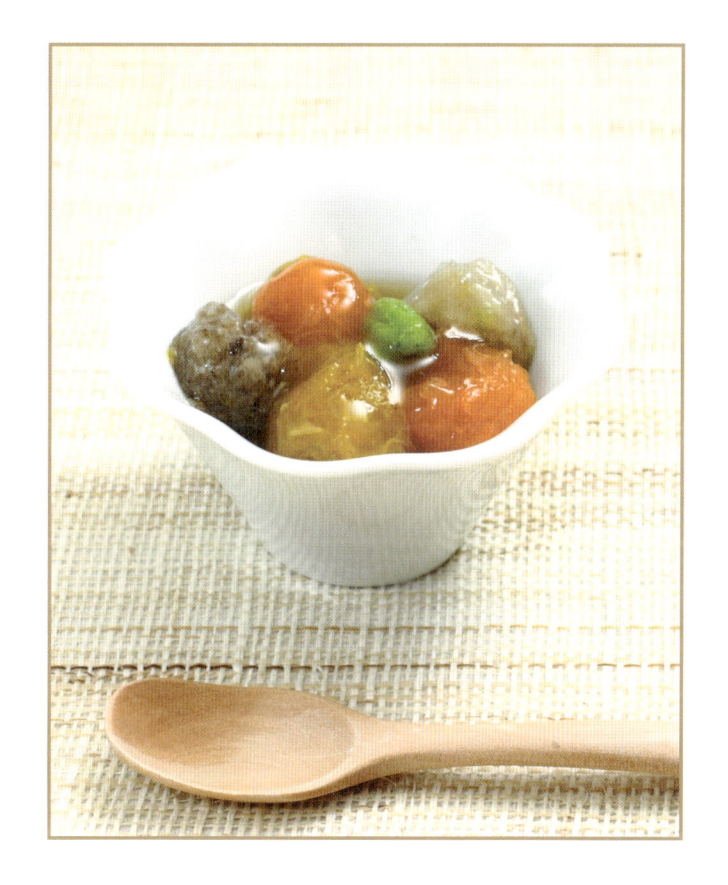

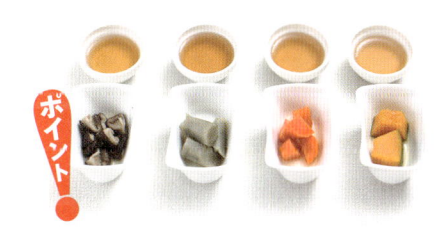

1 鍋に適当な大きさに切った食材・だし汁を入れて煮て、各々の食材を、煮汁（20ccずつ）と共にミキサーに入れてまわす。

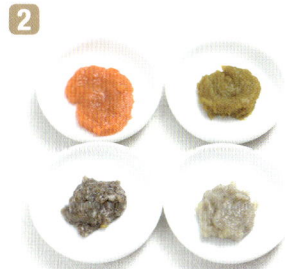

2 ①の各々にミキサーゲル（1/2包ずつ）を入れ、少し固まるまで再度まわす。

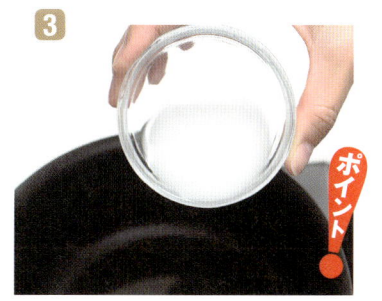

3 鍋に①の煮汁を煮立て、水溶き片栗粉を加えてとろみをつける。

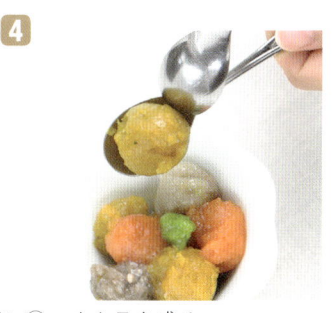

4 器に②・オクラを盛る。

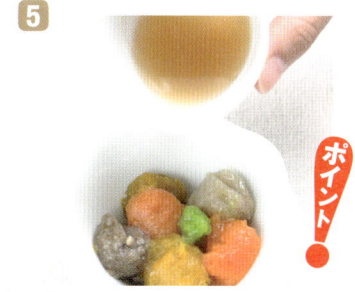

5 ④に③をかける。

| 1人分⇒ | エネルギー 72kcal | たんぱく質 2.5g | 脂質 0.2g | 炭水化物 18.6g | 塩分 0.4g |

「野菜の豆腐ディップ」

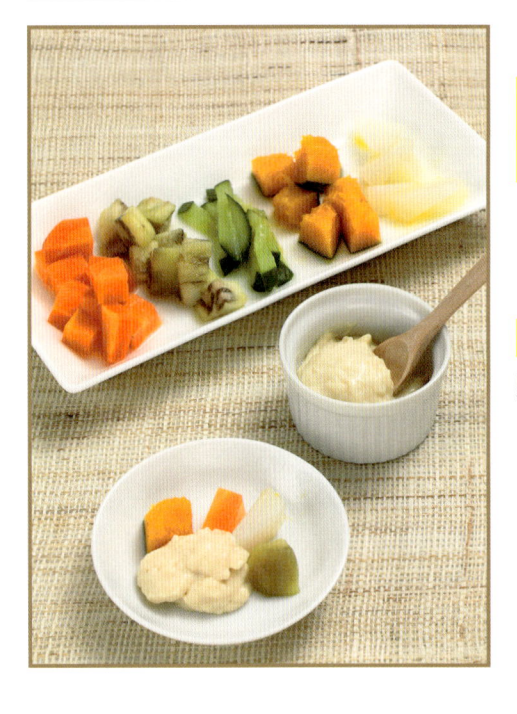

和食

> ポイント
> ① 豆腐の水気はしっかりきってから、ディップ材料と混ぜる。
> ② 冷蔵庫で2～3日保存できるので作り置きしておくと便利。

レベル5～3
野菜はスプーンでつぶれるほど、やわらかく煮る

＜材料・1人分＞

にんじん………20g	＜ディップ＞	
かぼちゃ………20g	絹豆腐……………1/3丁	
なす……………20g	みそ………………12g	
かぶ……………20g	はちみつ………大さじ1	
きゅうり………20g	ミキサーゲル※…1/2包	

※ミキサーゲル：1包は3g（小さじ2）

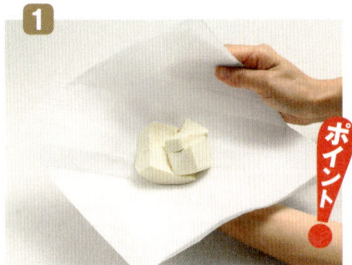

1 絹豆腐はキッチンペーパーに包み、水切りする。

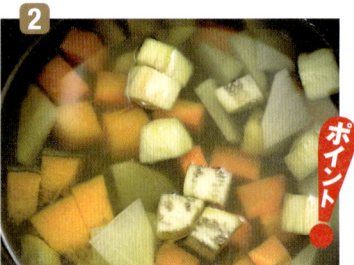

2 にんじん・かぼちゃ・なす・かぶは皮をむいてひと口大に切り、やわらかくなるまでゆでる。（ポイント）

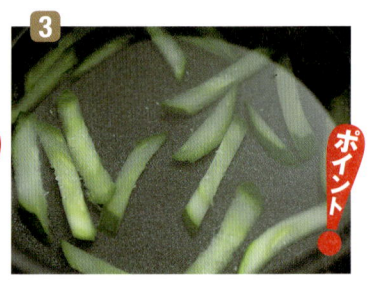

3 きゅうりはせん切りにし、塩もみして、やわらかくなるまでゆでる。（ポイント）

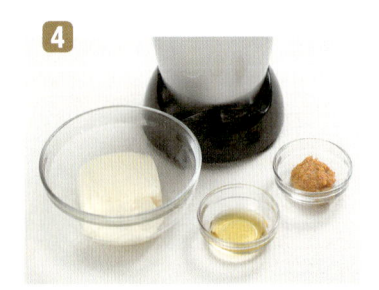

4 ①・みそ・はちみつをミキサーに入れ、なめらかになるまでまわす。

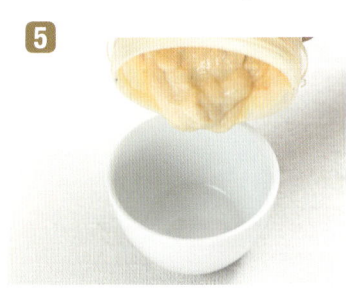

5 ④にミキサーゲルを入れ、少し固まるまで再度まわしてディップを作り、器に盛る。

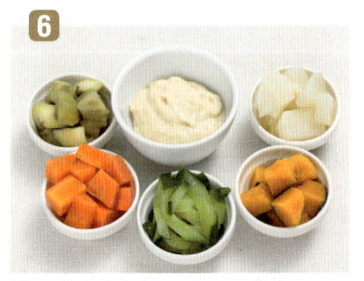

6 ②・③を各々器に盛り、⑤をつけて食べる。

1人分 → エネルギー 181kcal　たんぱく質 7.5g　脂質 3.9g　炭水化物 31.2g　塩分 1.5g

レベル2

野菜は各々にミキサーで調理して、安全においしく

＜材料・1人分＞
- ブロッコリー……………30g
- カリフラワー……………30g
- セロリ……………………30g
- 赤パプリカ………………30g
- 黄パプリカ………………30g
- ホワイトアスパラ(水煮)…30g
- コンソメだし……………180cc
- ミキサーゲル※…………1・1/2包

＜ディップ＞
- 絹豆腐……………………1/3丁
- みそ………………………12g
- はちみつ…………………大さじ1
- ミキサーゲル※…………1/2包

※ミキサーゲル：1包は3g（小さじ2）

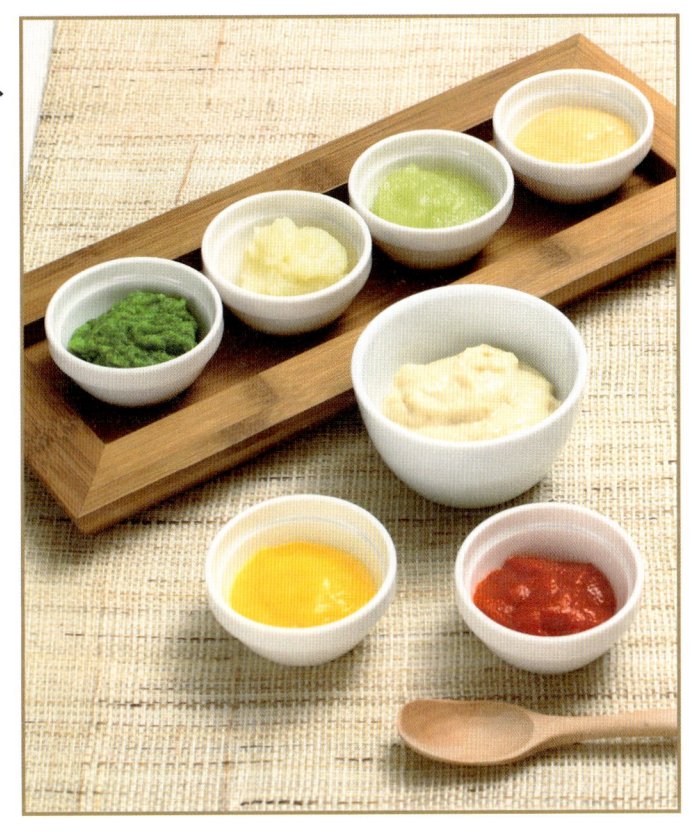

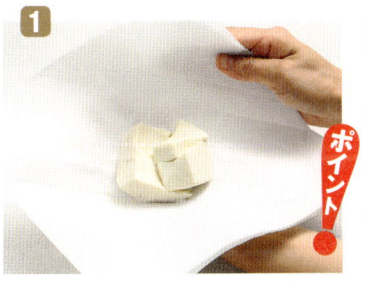

1 絹豆腐はキッチンペーパーに包み、水切りする。（ポイント）

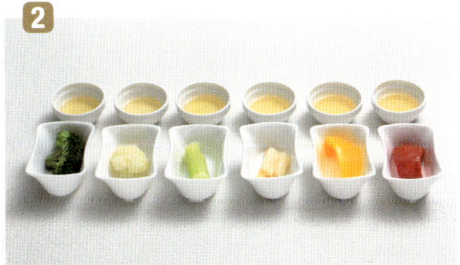

2 ブロッコリー・カリフラワー・セロリ・赤パプリカ・黄パプリカはゆで、ホワイトアスパラは適当な大きさに切り、各々の食材をコンソメだし（30ccずつ）と共にミキサーに入れてまわす。

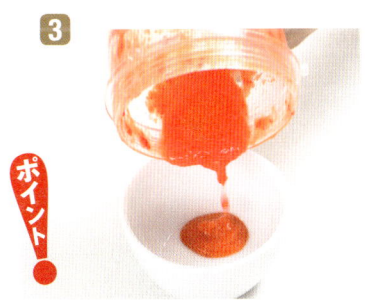

3 ②の各々にミキサーゲル（1/6包ずつ）を入れ、少し固まるまで再度まわす。（ポイント）

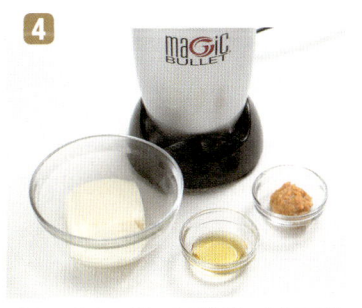

4 ＜レベル5-3＞の手順4・5と同じ。

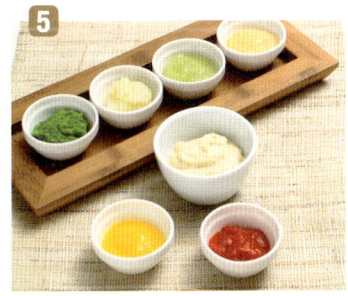

5 ③をそれぞれ器に盛り、④をつけて食べる。

| 1人分 → | エネルギー | 203kcal | たんぱく質 | 10.5g | 脂質 | 4.2g | 炭水化物 | 35.9g | 塩分 | 3.0g |

「れんこんのすりながし汁」

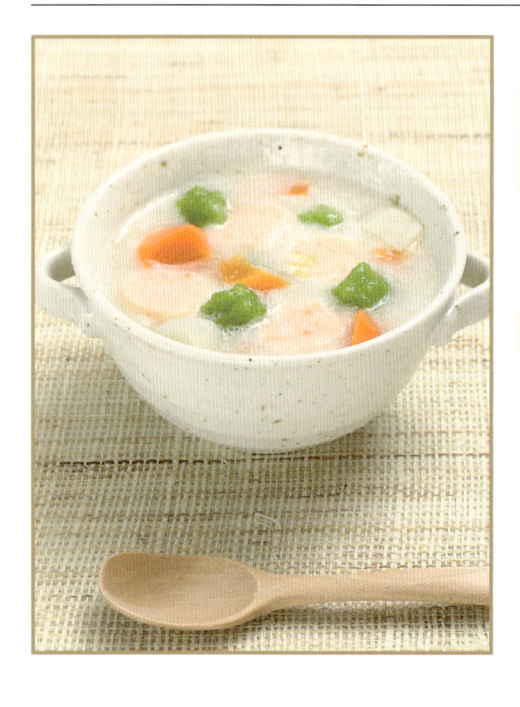

和食

ポイント
① れんこんはすりおろさないと、とろみがでないので、要注意。
② 冷蔵庫で2～3日保存可能（冷凍保存は難しい）

レベル5～3
れんこんの自然なとろみで料亭の味

＜材料・1人分＞

れんこん	100g	だし汁 200cc
かぶ	50g	しょうゆ 少々
にんじん	30g	塩 少々
オクラ（P40参照）	30g	
エビロール（冷凍：P64参照）	40g	

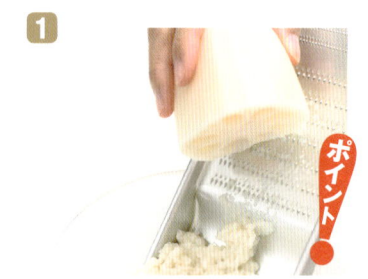

1 れんこんは皮をむいてすりおろす。
アドバイス れんこんはすりおろさないと、とろみがでない。

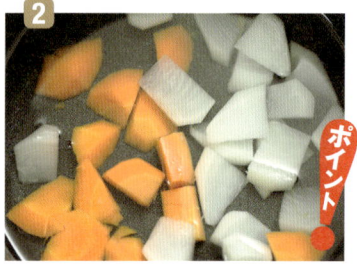

2 かぶ・にんじんは皮をむいて小さく切り、煮崩れするくらいやわらかくゆでる。

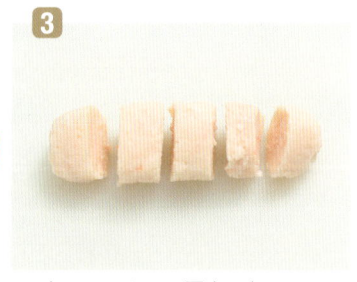

3 エビロールは1cm厚さに切る。

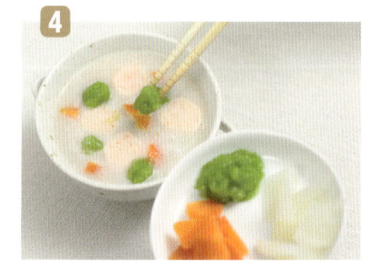

4 鍋に①・③・だし汁・しょうゆ・塩を入れて煮る。
器に盛り、②・オクラを飾る。

1人分 → エネルギー 129kcal ／ たんぱく質 8.5g ／ 脂質 0.8g ／ 炭水化物 23.9g ／ 塩分 1.3g

レベル2

エビロールは5mm厚さに切って、やわらかく

＜材料・1人分＞

れんこん	100g
かぶ	50g
にんじん	30g
オクラ（P40参照）	30g
エビロール（冷凍：P64参照）	40g
だし汁	280cc
しょうゆ	少々
塩	少々
ミキサーゲル※	1包

※ミキサーゲル：1包は3g（小さじ2）

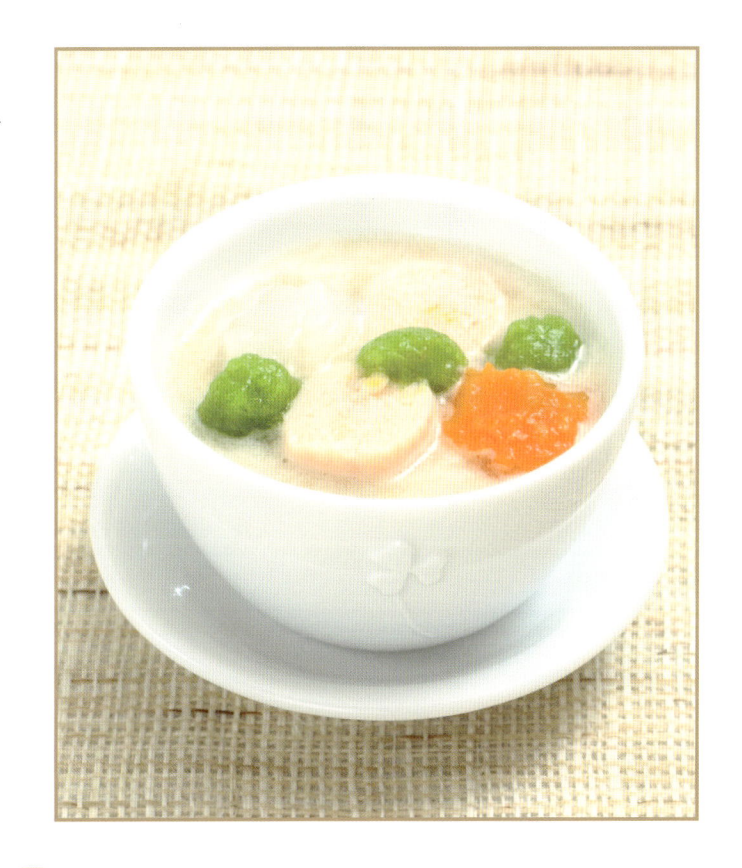

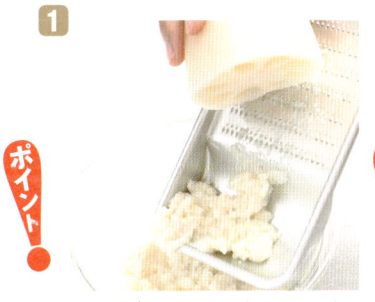

1 ポイント
れんこんは皮をむいてすりおろす。

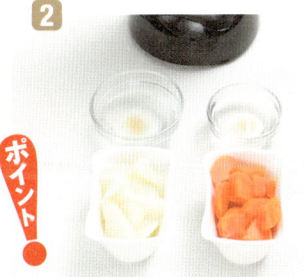

2 ポイント
かぶ・にんじんは皮をむいて適当な大きさに切ってゆでる。
各々の食材を、だし汁（かぶ50cc・にんじん30cc）と共にミキサーに入れてまわす。
各々にミキサーゲル（1/2包ずつ）を入れ、少し固まるまで再度まわして取り出し、小さくわける。

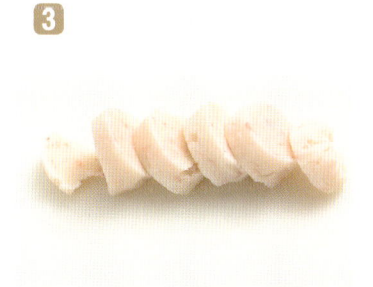

3 エビロールは5mm厚さに切る。

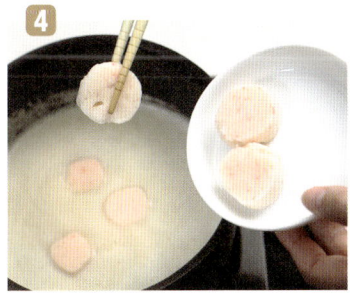

4 鍋に①・③・だし汁（200cc）・しょうゆ・塩を入れて煮る。

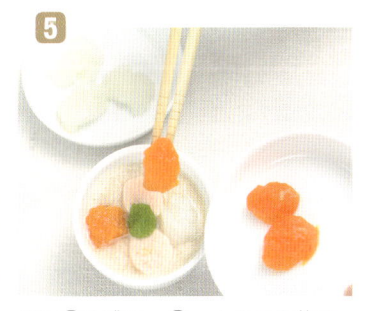

5 器に④を盛り、②・オクラを飾る。

1人分➡ エネルギー 138kcal｜たんぱく質 8.8g｜脂質 0.8g｜炭水化物 26.8g｜塩分 1.4g

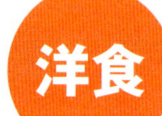

「ひとくち煮込みハンバーグ」

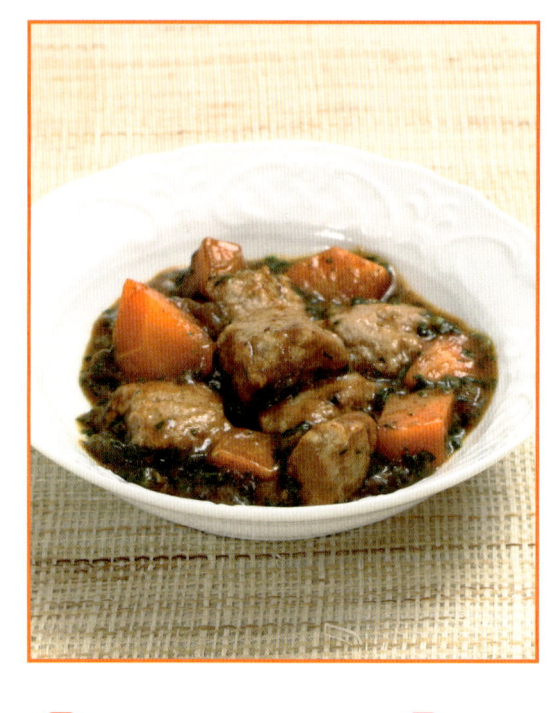

洋食

ポイント
① 肉ロールは、直径3cmほどの、ひと口で食べられるサイズに成型する。
② 煮込みすぎると固くなるので、肉ロールは最後に加える。

レベル5～3
ほうれん草はみじん切りでソースとからめる

＜材料・1人分＞
肉ロール（冷凍：P65参照）…60g
ほうれん草（葉のみ）………20g
にんじん……………………30g
デミグラスソース（缶詰）…50g
塩………………………………少々
こしょう………………………少々
水……………………………200cc

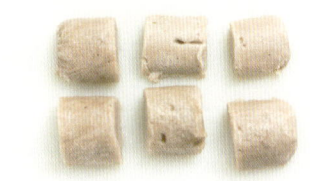

1 肉ロールをひと口大に切る。

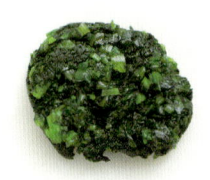

2 ほうれん草はゆでてみじん切りにする。

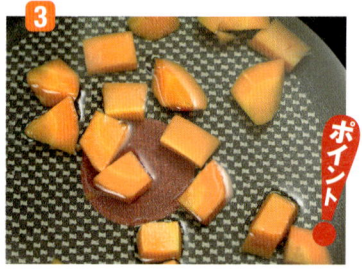

3 にんじんは皮をむいて小さめの乱切りにし、フライパンに水と共に入れてやわらかくなるまで煮る。

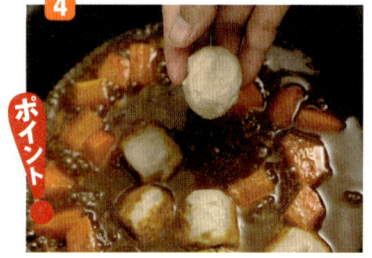

4 ③にデミグラスソース・塩・こしょうを入れて混ぜ合わせ、①を入れて蓋をし、肉ロールに火が通るまで煮たら②を加えて器に盛る。

アドバイス 肉ロールは煮込みすぎると固くなるので、火が通ったら終了。

1人分	エネルギー	たんぱく質	脂質	炭水化物	塩分
	142kcal	7.5g	6.4g	13.6g	1.1g

レベル2

野菜はミキサーゲルを加えて、飲み込みやすく

<材料・1人分>
- 肉ロール(冷凍：P65参照)…60g
- ほうれん草(葉のみ)………20g
- にんじん………………………30g
- デミグラスソース(缶詰)…50g
- 塩…………………………………少々
- こしょう…………………………少々
- 水……………………………150cc
- ミキサーゲル※………………1/2包

※ミキサーゲル：1包は3g(小さじ2)

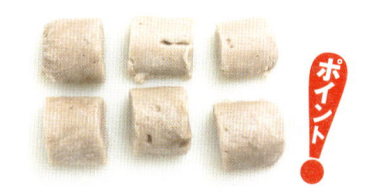

1 肉ロールはひと口大に切る。（ポイント）

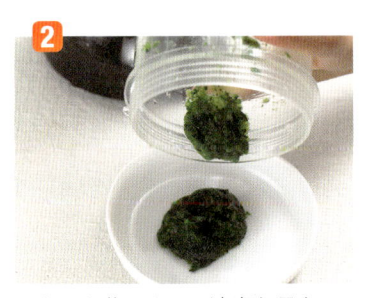

2 ほうれん草はゆでて適当な長さに切り、水(20cc)と共にミキサーに入れてまわす。
ミキサーゲル(1/4包)を入れ、少し固まるまで再度まわす。

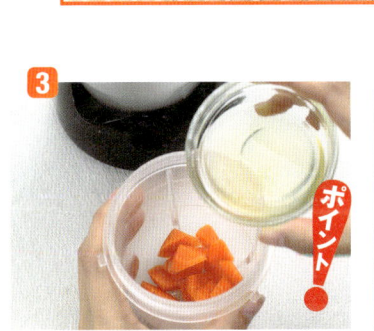

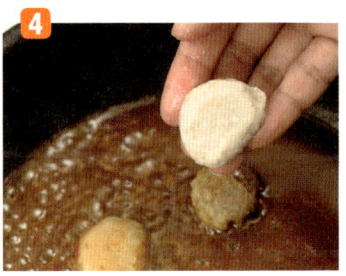

3 にんじんは皮をむいて適当な大きさに切り、やわらかくなるまでゆでる。水(30cc)と共にミキサーに入れてまわす。
ミキサーゲル(1/4包)を入れ、少し固まるまで再度まわす。（ポイント）

4 フライパンにデミグラスソース・水(100cc)・塩・こしょうを入れて混ぜ、平らに整えて①を入れる。

アドバイス 肉ロールは煮込みすぎると固くなるので注意。

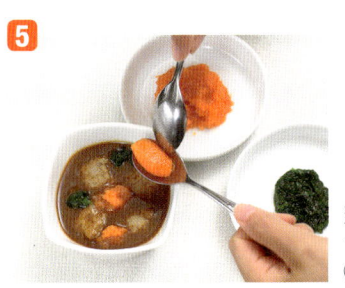

5 蓋をして、肉ロールに火が通るまで煮たら器に盛り、形を整えた②・③を飾る。

| 1人分➡ | エネルギー | 145kcal | たんぱく質 | 7.5g | 脂質 | 6.4g | 炭水化物 | 14.9g | 塩分 | 1.1g |

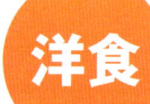

「カニクリームコロッケ」

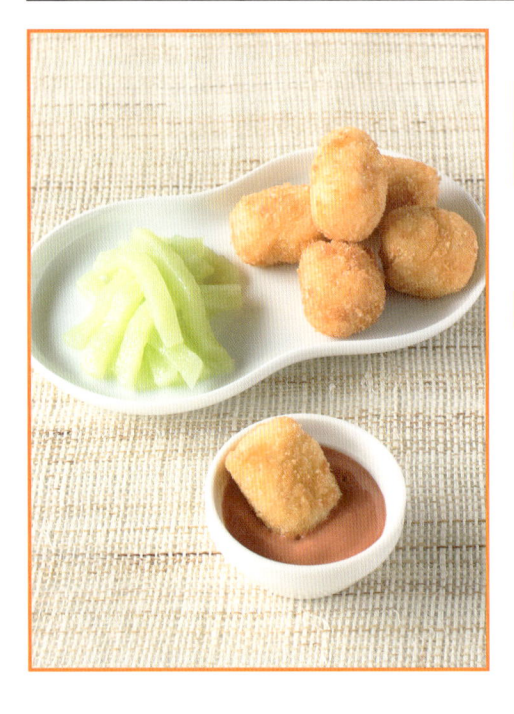

洋食

ポイント
① カニクリームを冷蔵庫でしっかり冷やしてから成型する。
② コロッケをソースにしっかりひたして、衣をやわらかくしてから食べる。

レベル5～3
パン粉をミキサーにかけて細かくする

＜材料・1人分＞

カニ(缶詰)……………20g	卵…………適量
たまねぎ……………20g	パン粉……適量
キャベツ(P42参照)…30g	揚げ油……適量
ホワイトソース………50g	
ケチャップ…………小さじ1	
マヨネーズ…………小さじ1	
小麦粉………………適量	

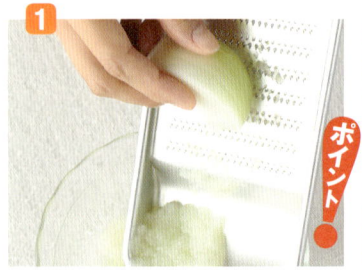

1 たまねぎは皮をむいてすりおろし、水気をしぼる。

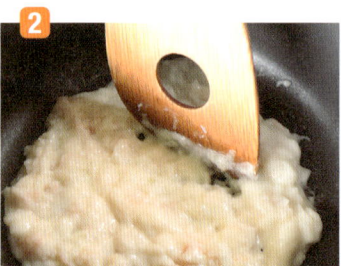

2 鍋に①・カニ・ホワイトソースを入れて火にかけ、よく混ぜる。

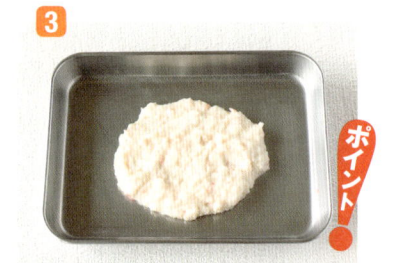

3 ②に小麦粉(分量外)を加えて固さを調節し、バットに移して冷蔵庫で冷やす。

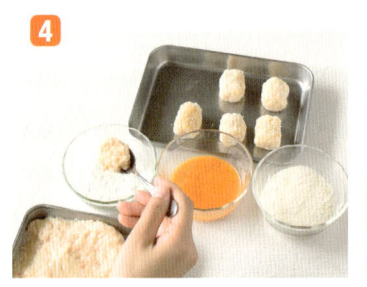

4 よく冷えた状態ですばやく成型し、小麦粉・卵・ミキサーで細かくしたパン粉の順に付ける。

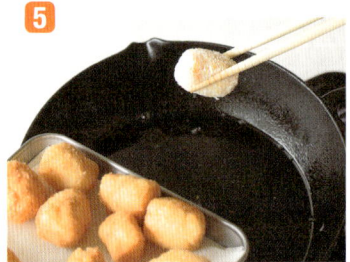

5 温めた揚げ油でさっと揚げ、キャベツと共に器に盛る。

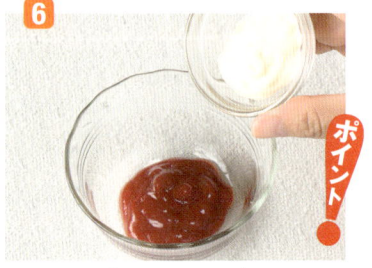

6 ケチャップ・マヨネーズを混ぜてソースを作り、別の器に盛り、⑤をつけて食べる。

| 1人分 → | エネルギー | 285kcal | たんぱく質 | 7.7g | 脂質 | 20.6g | 炭水化物 | 16.5g | 塩分 | 1.3g |

レベル2
揚げずに食べやすい大きさにまとめる

＜材料・1人分＞
カニ（缶詰）……………20g
たまねぎ………………20g
キャベツ（P42参照）…30g
ホワイトソース………50g
ソース…………………小さじ2
小麦粉…………………適量

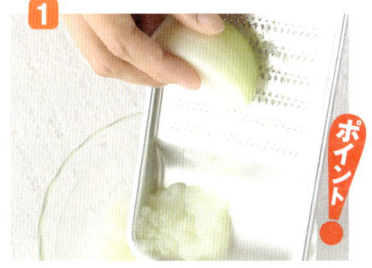

1 たまねぎは皮をむいてすりおろし、水気をしぼる。

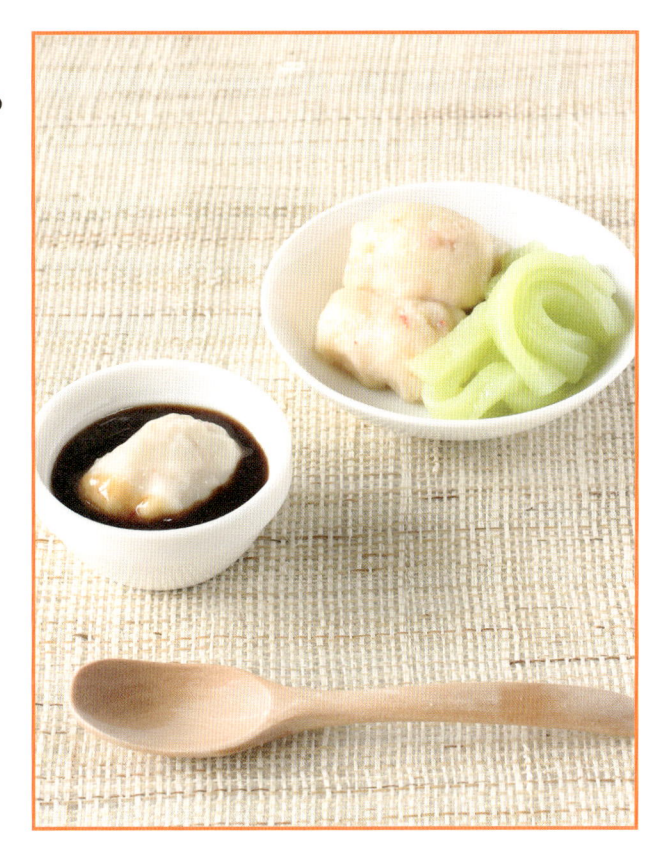

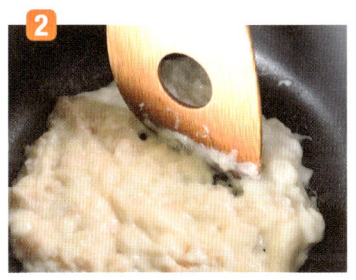

2 鍋に①・カニ・ホワイトソースを入れて火にかけ、よく混ぜる。

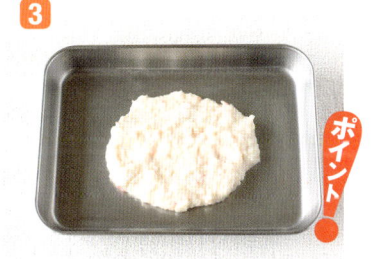

3 ②に小麦粉（分量外）を加えて固さを調節し、バットに移して冷蔵庫で冷やす。

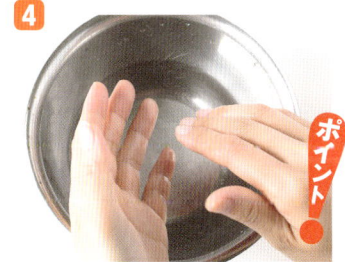

4 手を水でぬらす。

> アドバイス 水でぬらすと、手にくっつくのを防げる。

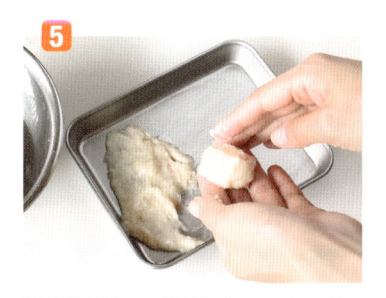

5 ③を俵型にして器にキャベツと共に盛り、ソースをつけて食べる。

| 1人分➡ | エネルギー | 264kcal | たんぱく質 | 7.7g | 脂質 | 17.6g | 炭水化物 | 18.0g | 塩分 | 1.7g |

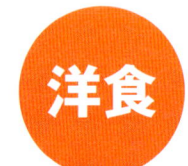

「オムライス」

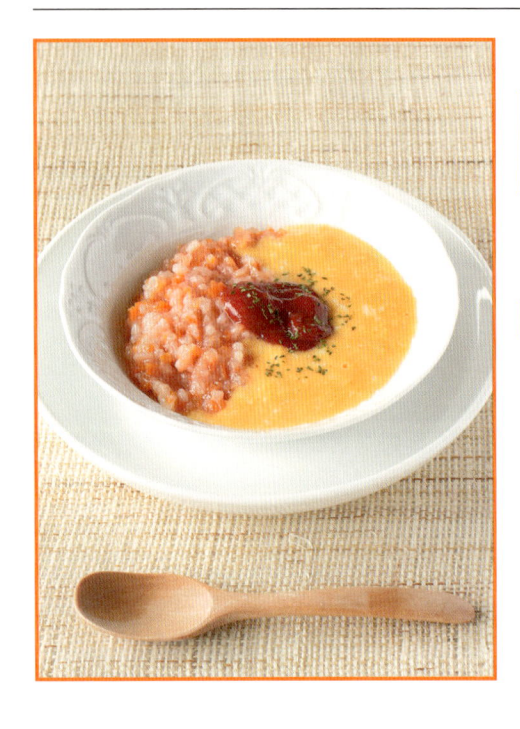

洋食

ポイント
① 卵はフライパンの火を止めて余熱で調理してとろとろに。
② 卵とごはんをしっかりまぜて、とろみを均一にしてから食べる。

レベル5～3
コンデンスミルクを加えて、カロリーアップ

<材料・1人分>

ごはん（P66参照）…100g	コンデンスミルク……5g
にんじん……………20g	サラダ油…………大さじ1
たまねぎ……………25g	<飾り>
卵……………………1個	ケチャップ…………10g
コンソメだし………100cc	パセリ(乾燥)…………少々
ケチャップ…………20g	

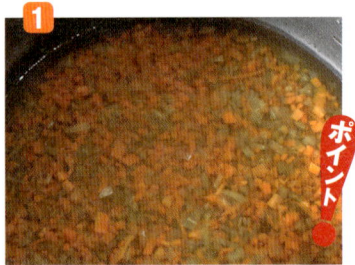

1 にんじん・たまねぎは皮をむいてみじん切りにし、鍋にコンソメだしと共に入れてやわらかくなるまで煮る。

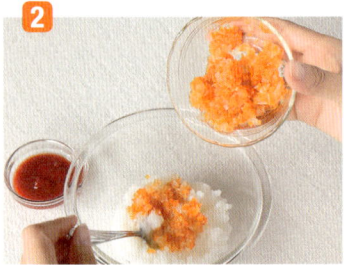

2 ボウルに水気を切った①・ごはん・ケチャップを入れて混ぜ、器に盛る。

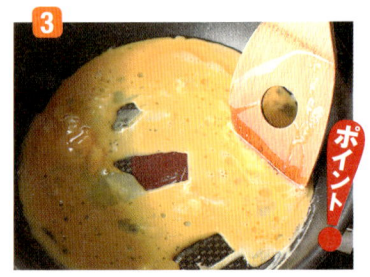

3 別のボウルに卵・コンデンスミルクを入れてよく混ぜる。フライパンにサラダ油を入れて温めたら火を止め、溶き卵を流し入れて混ぜる。

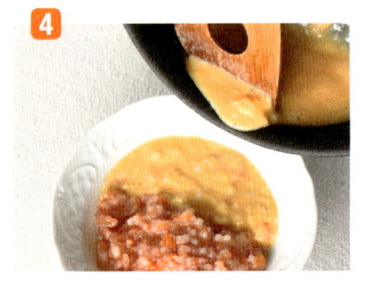

アドバイス 火を止めないと、卵が固くなる。

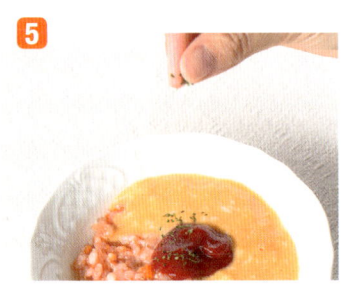

4 ②に③を盛る。

5 ケチャップをかけ、パセリを散らす。

1人分➡ エネルギー 318kcal ／ たんぱく質 8.6g ／ 脂質 17.8g ／ 炭水化物 29.3g ／ 塩分 2.1g

レベル2
ケチャップライスは電子レンジ調理で

＜材料・1人分＞
- ごはん（P66参照）…80g
- にんじん……………20g
- たまねぎ……………25g
- 卵……………………1個
- コンソメ……………2g
- ケチャップ…………20g
- コンデンスミルク…5g
- サラダ油……………大さじ1

＜飾り＞
- ケチャップ…………10g
- パセリ(乾燥)………少々

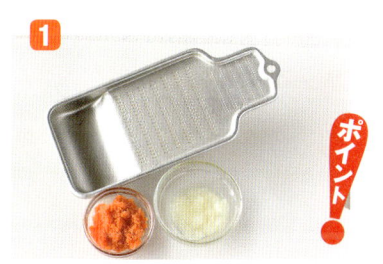

1 にんじん・たまねぎは皮をむいてすりおろす。

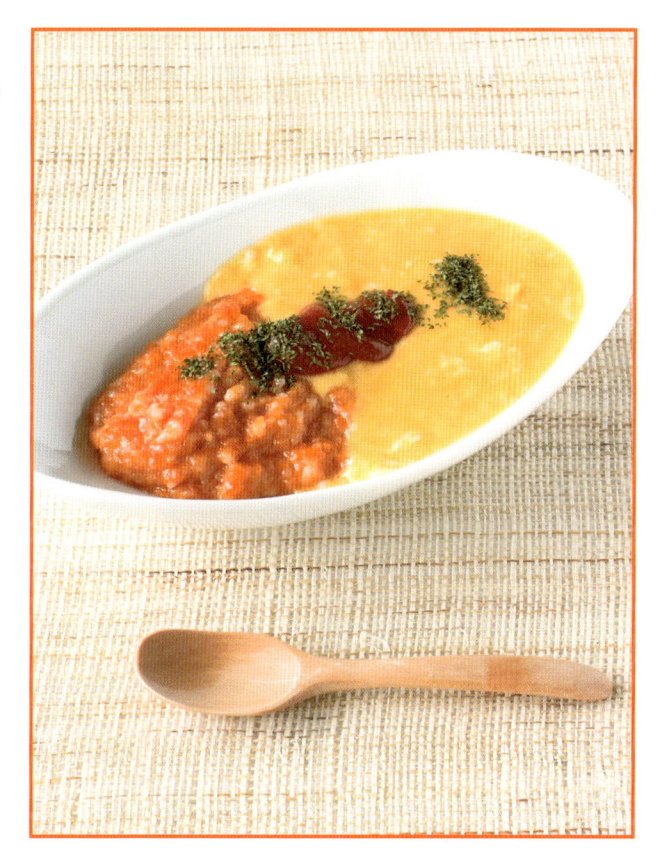

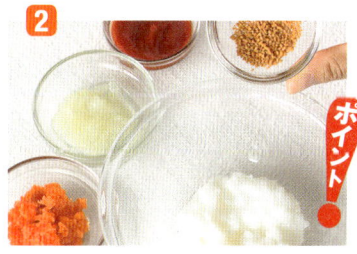

2 耐熱容器に①・ごはん・コンソメ・ケチャップを入れて混ぜ、ラップをする。

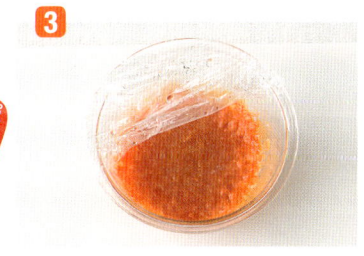

3 ②をレンジで4分温め（600W）、器に盛る。

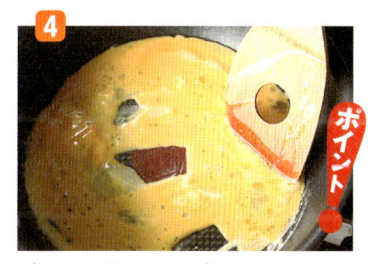

4 ボウルに卵・コンデンスミルクを入れてよく混ぜる。フライパンにサラダ油を入れて温めたら火を止め、溶き卵を流し入れて混ぜる。別のボウルに卵・コンデンスミルクを入れてよく混ぜる。

> アドバイス　火を止めないと、卵が固くなる。

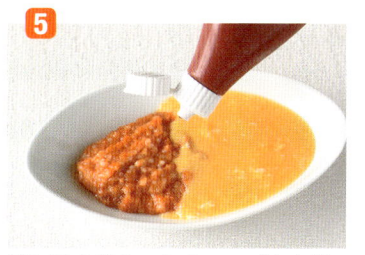

5 ③に④を盛り、ケチャップをかけ、パセリを散らす。

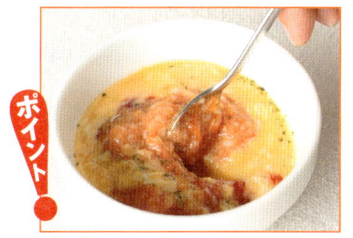

卵とごはんをよく混ぜて食べる。

1人分	エネルギー	たんぱく質	脂質	炭水化物	塩分
	307kcal	8.4g	17.8g	26.7g	2.1g

「クリームシチュー」

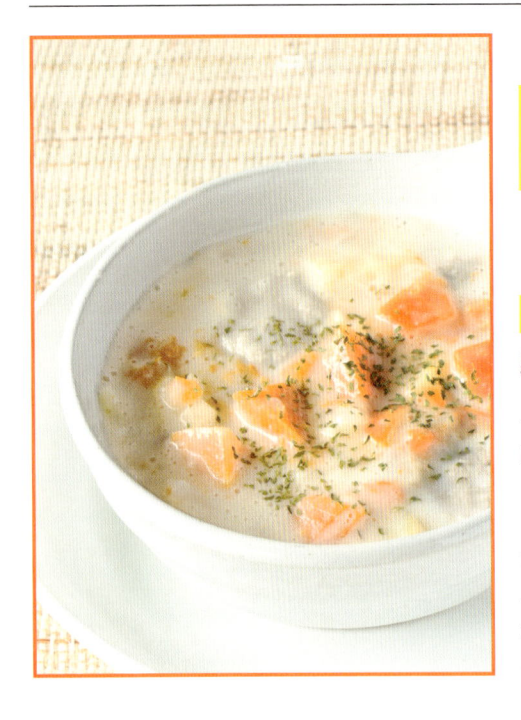

洋食

ポイント
① 肉ロールを煮込みすぎると固くなるので加減する。
② 肉ロールとソースを分けて冷凍すれば、作り置き可能。

レベル5～3
野菜が固く感じたら、軽くミキサーにかける

＜材料・1人分＞

肉ロール（冷凍：P65参照）…30g	牛乳………100cc
にんじん……………………30g	小麦粉……適量
じゃがいも…………………50g	塩…………少々
たまねぎ……………………30g	こしょう…少々
パセリ(乾燥)………………少々	
水……………………………400cc	
ホワイトソース(缶詰)………50g	

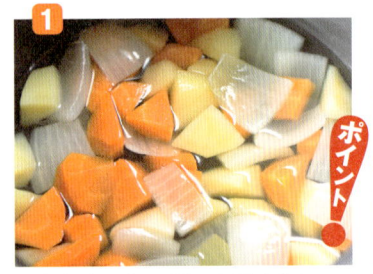

1 にんじん・じゃがいもは皮をむいて小さめの乱切り、たまねぎは皮をむいて2cm角に切り、鍋に水と共に入れ、野菜が煮くずれるくらいまで煮る。

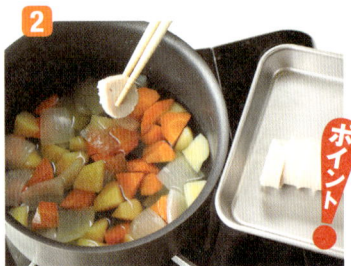

2 ①にひと口大に切った肉ロールを入れる。

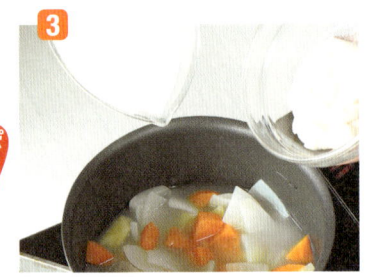

3 ②にホワイトソース・牛乳・を加えて煮る。

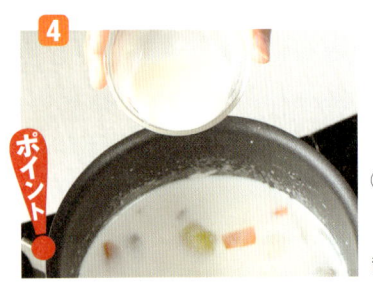

4 ③に水溶き小麦粉を加えて煮る。とろみがついてきたら塩・こしょうで味を調え器に盛り、パセリを散らす。

1人分 ➡ エネルギー 252kcal | たんぱく質 8.8g | 脂質 11.8g | 炭水化物 27.8g | 塩分 0.9g

レベル2
とろみが少ない場合は小麦粉で調整を

<材料・1人分>
- 肉ロール(冷凍:P65参照)…30g
- にんじん………………………30g
- じゃがいも……………………50g
- ブロッコリー…………………30g
- たまねぎ………………………30g
- 水………………………………110cc
- ホワイトソース………………50g
- 牛乳……………………………100cc
- 塩………………………………少々
- こしょう………………………少々
- パセリ(乾燥)…………………少々
- ミキサーゲル※………………3/4包

※ミキサーゲル:1包は3g(小さじ2)

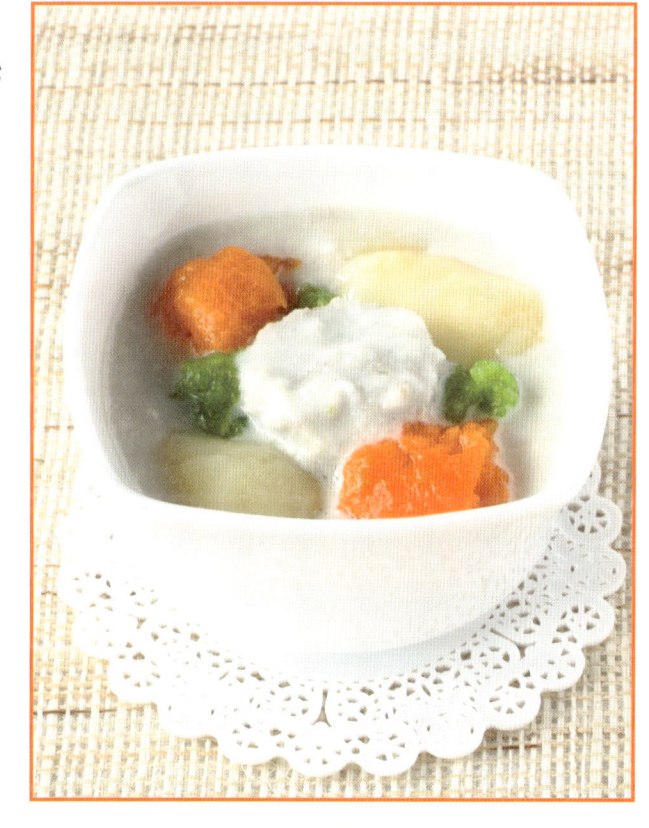

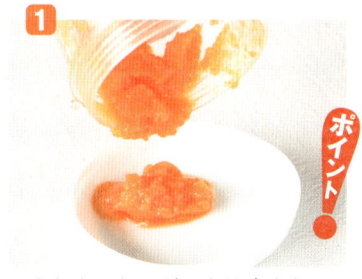

1 にんじん・じゃがいもは皮をむいて適当な大きさに切り、ブロッコリーは適当な大きさに切ってゆでる。各々、水(にんじん30cc・じゃがいも50cc・ブロッコリー30cc)と共にミキサーに入れてまわす。ミキサーゲル(1/4包ずつ)を入れ、少し固まるまで再度まわす。

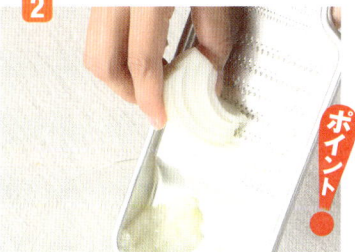

2 たまねぎは皮をむいてすりおろす。

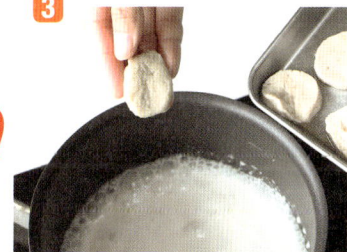

3 鍋に牛乳・ホワイトソース・②・塩・こしょうを入れて火にかけ、1cm厚さに切った肉ロールを入れて煮る。

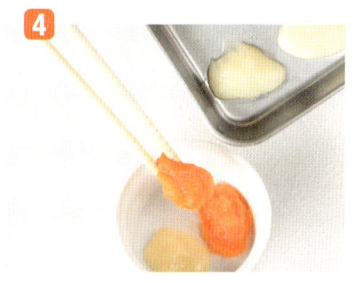

4 ①のにんじん・じゃがいもの形を整え、器に入れる。

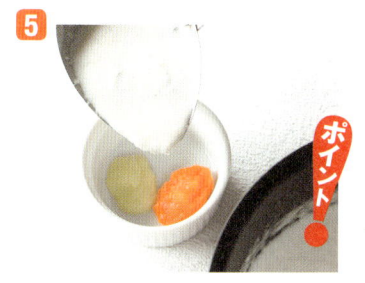

5 ④に③を注ぎ、①のブロッコリーを飾る。

アドバイス ミキサーゲルで固めた食材は煮込むと溶けるので、煮込まない。

| 1人分 | エネルギー 261kcal | たんぱく質 10.3g | 脂質 12.0g | 炭水化物 29.8g | 塩分 1.0g |

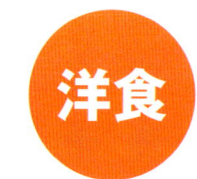

「ポテトサラダ」

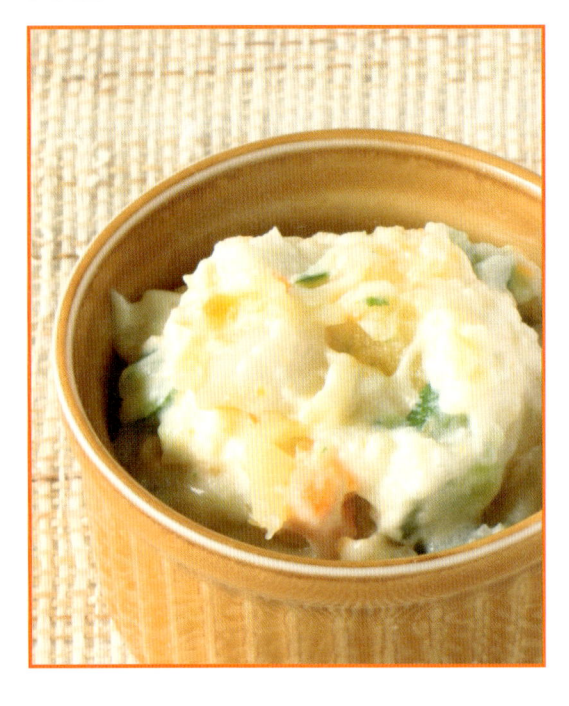

洋食

ポイント
① 里芋のねばりで、ぱさつきを抑える。
② ヨーグルトで味をマイルドにしながら、固さを調節。

レベル5～3
マヨネーズの入れすぎは、粘性が出て食べにくい

＜材料・1人分＞
じゃがいも…25g　マヨネーズ…10g
里芋…………25g　ヨーグルト…10g
にんじん……10g　塩……………少々
きゅうり……10g　こしょう……少々
たまねぎ……10g

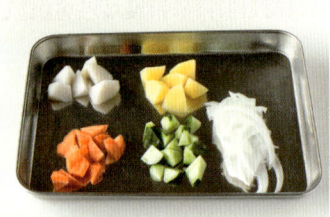

1 じゃがいも・里芋・にんじんは皮をむいて小さめの乱切り、きゅうりは小さめの乱切り、たまねぎは皮をむいて薄切りにする。

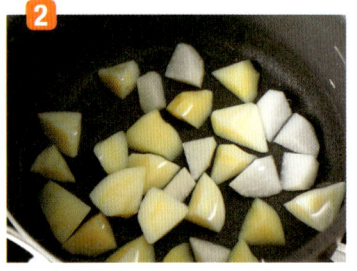

2 鍋に水・里芋を入れて火にかけ、沸騰したらじゃがいもを入れてやわらかくなるまでゆでる。

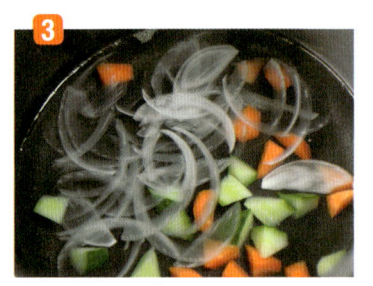

3 別の鍋に湯を沸かし、にんじん・きゅうり・たまねぎをやわらかくなるまでゆでる。

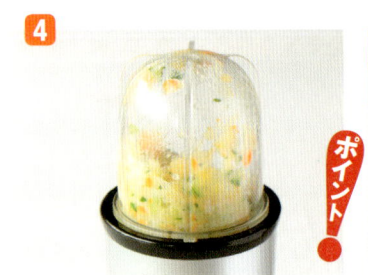

4 水を切った②・③を多少形が崩れる程度、ミキサーにかける。

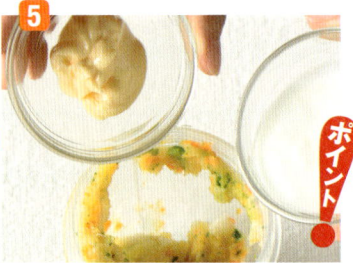

5 ④にマヨネーズ・ヨーグルトを入れるて混ぜる。

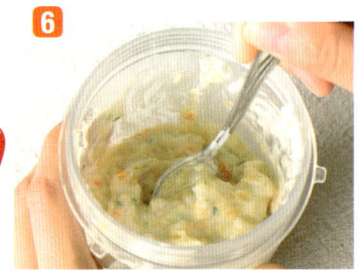

6 ⑤に塩・こしょうを加えてよく混ぜる。

| 1人分➡ | エネルギー 119kcal | たんぱく質 1.5g | 脂質 7.9g | 炭水化物 10.7g | 塩分 0.4g |

市販の食材を使用

レベル2

ヨーグルトとミキサーにかけて飲み込みやすく

＜材料・1人分＞
ポテトサラダ(惣菜)…50g
ヨーグルト……………50g
キャベツ（P42参照）…少々
にんじん（P52参照）…少々
ミキサーゲル※………1/4包
※ミキサーゲル：1包は3g（小さじ2）

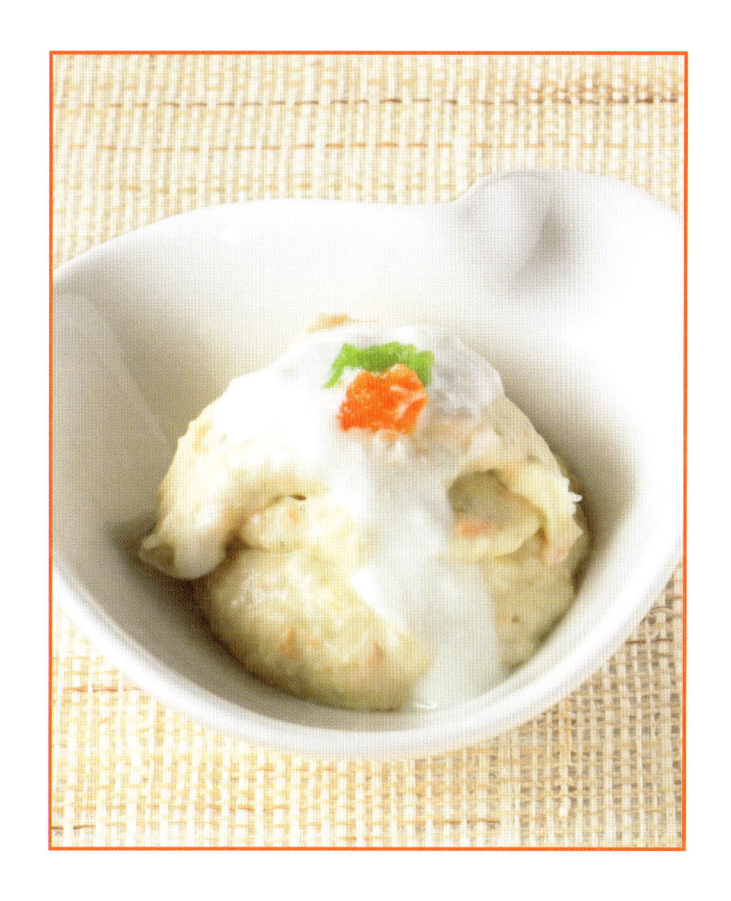

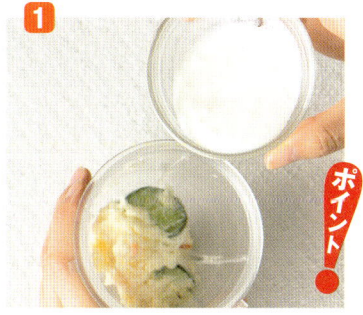

1 ポテトサラダ・1/2量のヨーグルトミキサーに入れてまわす。

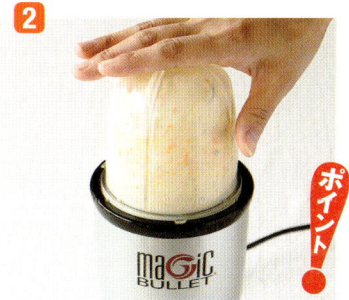

2 ①にミキサーゲルを入れ、少し固まるまで再度まわす。

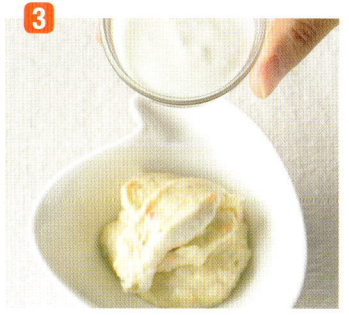

3 器に②を盛り、残りのヨーグルトをかけ、キャベツ・にんじんを飾る。

| 1人分➡ | エネルギー 112kcal | たんぱく質 2.5g | 脂質 7.5g | 炭水化物 9.2g | 塩分 0.4g |

「マグロのタルタル」

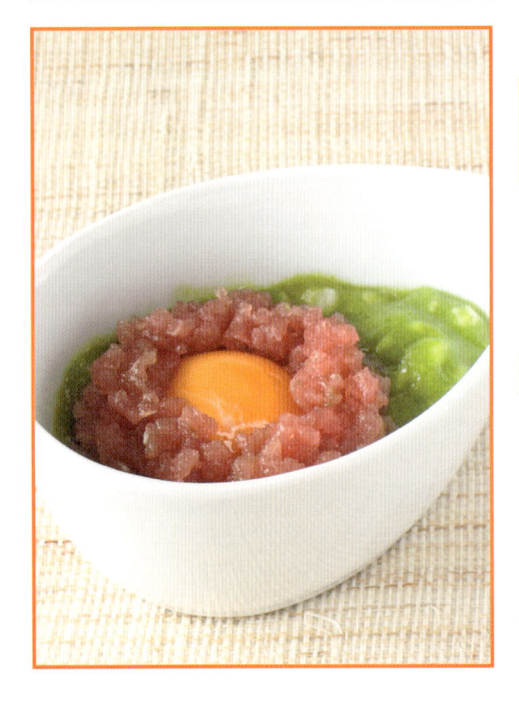

洋食

ポイント
① マグロのたたき具合は、飲み込みのレベルに合わせて調整を。
② 長芋と卵黄で、おいしく飲み込みやすい。

レベル5〜3
長芋はたたいて、歯ごたえを少し残す

<材料・1人分>

マグロ(赤身)…40g	めんつゆ…………小さじ1
長芋……………25g	わさび……………少々
オクラ…………2本	水………………20cc
卵黄……………1個分	ミキサーゲル※…1/8包
しょうゆ………小さじ1	※ミキサーゲル：1包は3g(小さじ2)

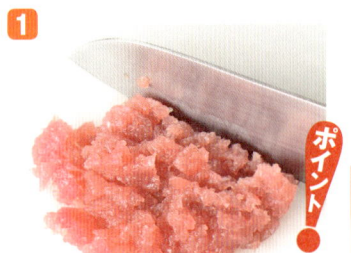

1 マグロは包丁でたたいて細かくする。

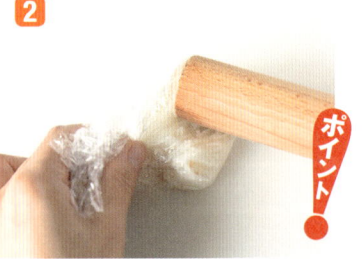

2 長芋は皮をむき、ラップに包んで麺棒等でたたいて細かくする。

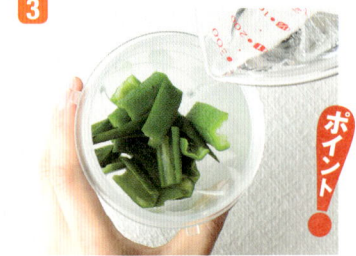

3 オクラはゆでて縦半分に切って種を取り出し、水とともにミキサーに入れてまわす。

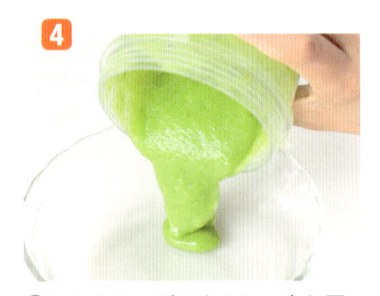

4 ③にミキサーゲルを入れ、少し固まるまで再度まわす。

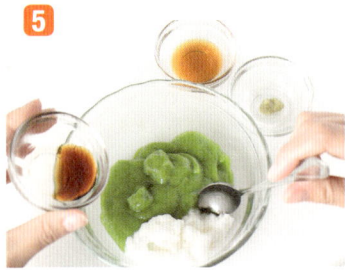

5 ②・④・しょうゆ・めんつゆ・わさびを和える。

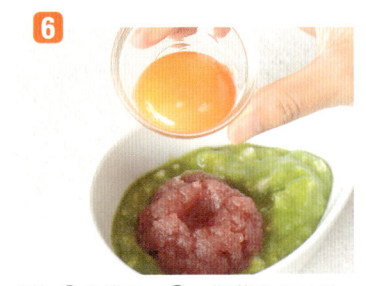

6 器に⑤を盛り、①・卵黄をのせる。

1人分 ➡ エネルギー 145kcal　たんぱく質 14.8g　脂質 6.5g　炭水化物 6.1g　塩分 1.2g

レベル2
長芋はすりおろして飲み込みやすく

＜材料・1人分＞
- マグロ（赤身）……40g
- 長芋………………25g
- オクラ……………2本
- 卵黄………………1個分
- 水…………………20cc
- しょうゆ…………小さじ1
- めんつゆ…………小さじ1
- わさび……………少々
- ミキサーゲル※…1/8包

※ミキサーゲル：1包は3g（小さじ2）

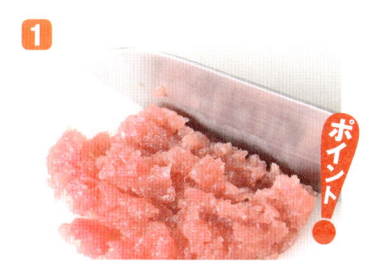

1 マグロは包丁で粘りがでる程度までたたいて細かくする。

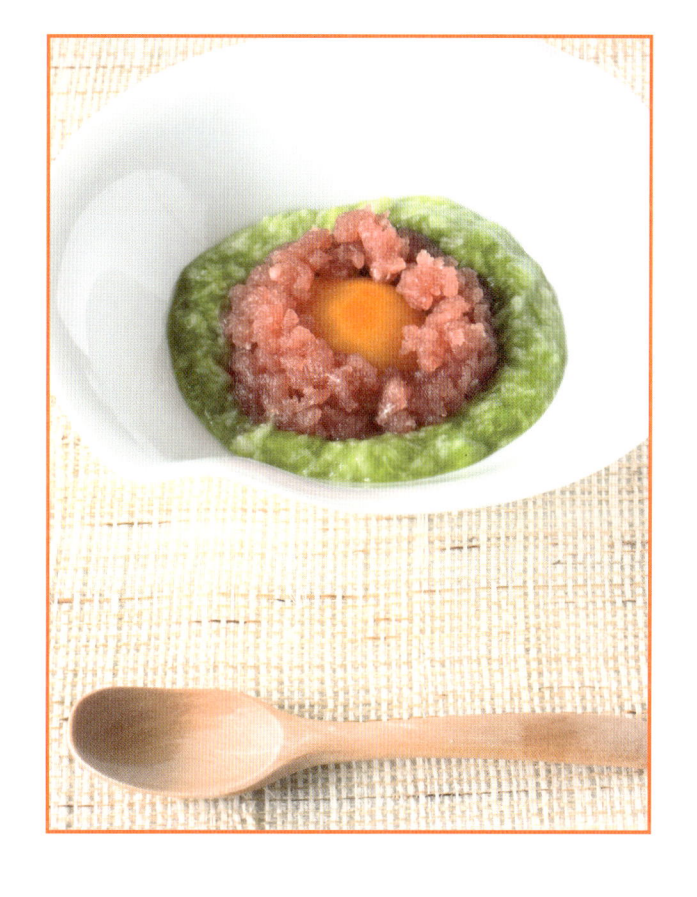

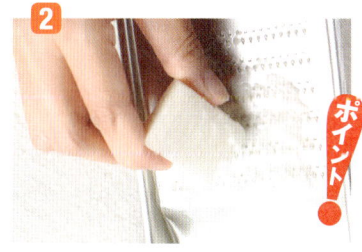

2 長芋は皮をむいてすりおろす。

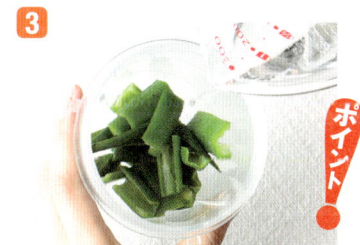

3 オクラはゆでて縦半分に切って種を取り出し、水と共にミキサーでまわし、ミキサーゲルを入れ、少し固まるまで再度まわす。

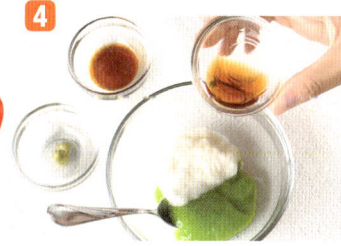

4 ②・③・しょうゆ・めんつゆ・わさびを和え器に盛り、①・卵黄をのせる。

| 1人分→ | エネルギー 145kcal | たんぱく質 14.8g | 脂質 6.5g | 炭水化物 6.1g | 塩分 1.2g |

アレンジメニュー
「ねばねば丼」
レベル5〜2

ごはんにマグロのタルタルのせる。

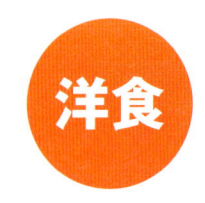

「ラザニア」

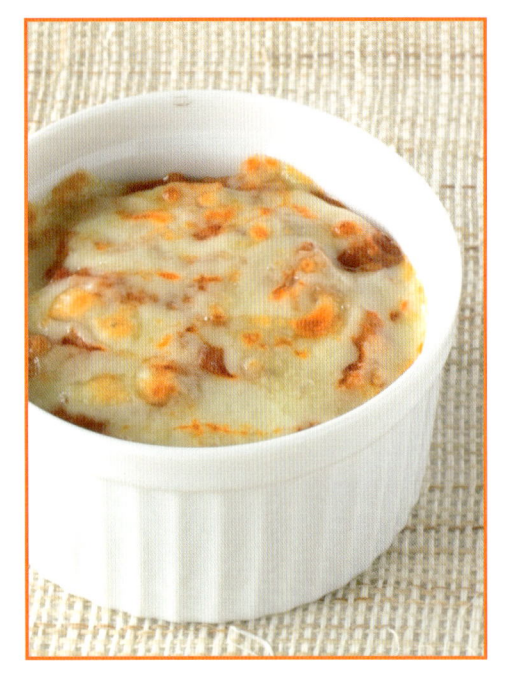

洋食

ポイント
① ゆでたワンタンがくっつかないように、油を加えて包丁でたたく。
② 肉ロールは細かく切って、肉が固くなるのを防止する。

レベル5〜3
焼き上がったら素早くチーズと混ぜる

＜材料・1人分＞
肉ロール（冷凍：P65参照）…30g
ワンタンの皮………………1/2袋
たまねぎ……………………20g
トマトソース………………100g
とろけるチーズ……………10g
サラダ油……………………適量

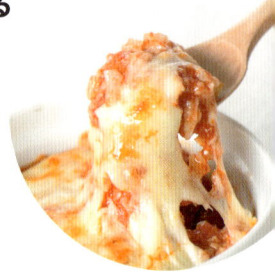

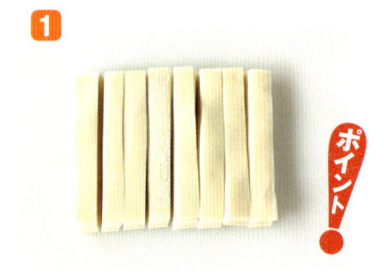

1 ワンタンの皮は1cm幅に切る。

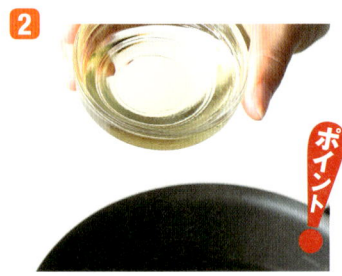

2 鍋に湯を沸かし、サラダ油を入れる。

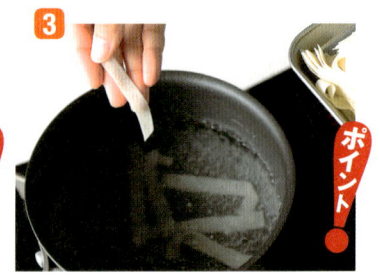

3 ②に①を1枚ずつ入れながらゆでる。

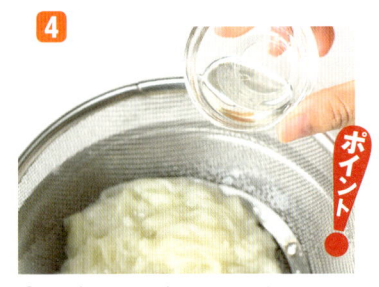

4 ③をざるにあげ、サラダ油をかけて和える。

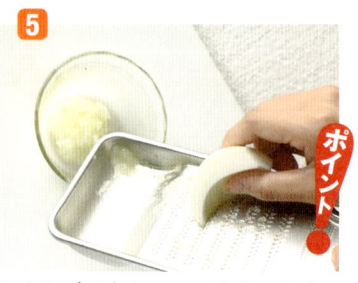

5 たまねぎは皮をむいてすりおろす。

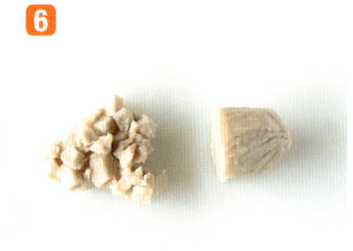

6 肉ロールは細かく切る。

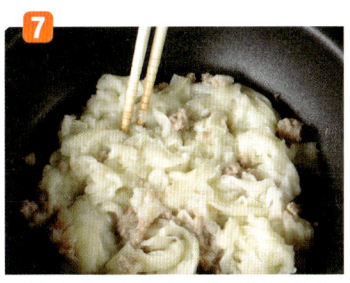

フライパンを温め、⑤・⑥を炒めたら、④を加えて炒め合わせる。

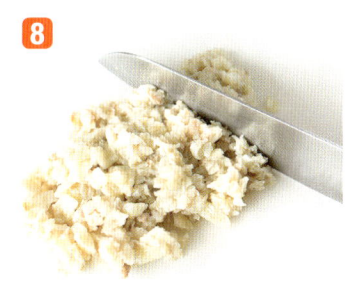

⑦を包丁でたたく。

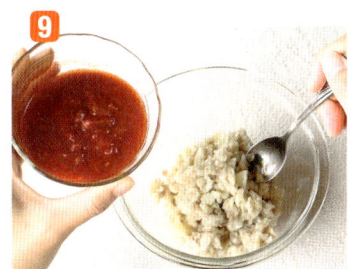

⑧・トマトソースを混ぜ合わせる。

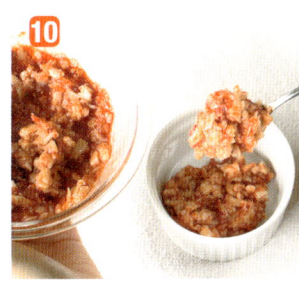

器に⑨を入れる。

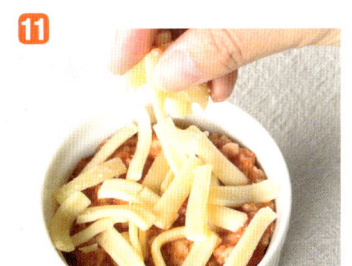

⑩にとろけるチーズを散らし、オーブントースターに入れ、チーズが溶けるまで焼き、焼きあがったらすぐにチーズを混ぜる。

| 1人分➡ | エネルギー | 306kcal | たんぱく質 | 11.2g | 脂質 | 9.4g | 炭水化物 | 41.9g | 塩分 | 1.7g |

レベル2

粉チーズは固まらず、食べやすい

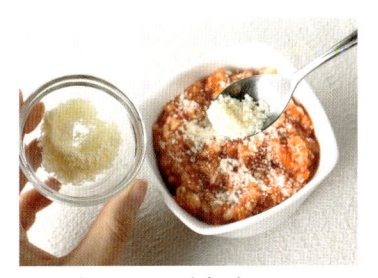

チーズを粉チーズ（5g）にかえることで、食べやすくする。

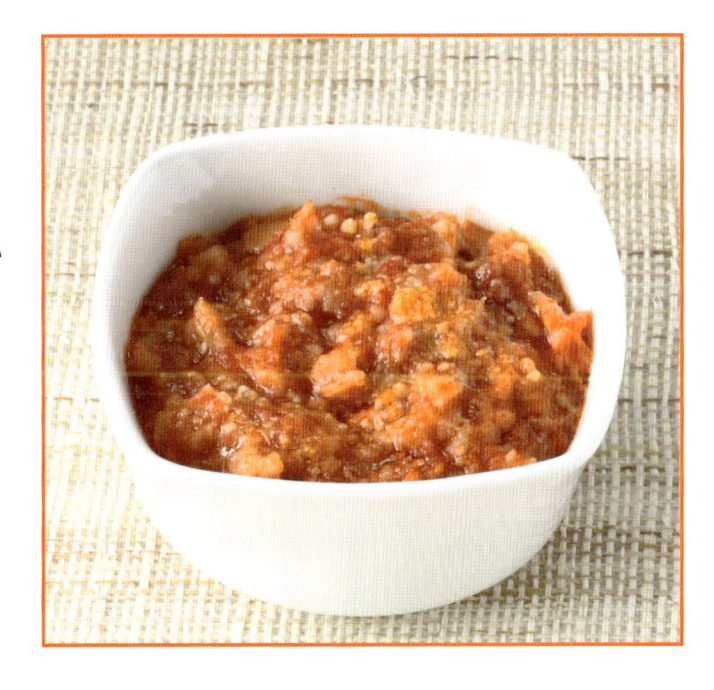

| 1人分➡ | エネルギー | 295kcal | たんぱく質 | 11.1g | 脂質 | 8.3g | 炭水化物 | 41.9g | 塩分 | 1.6g |

「カルボナーラ」

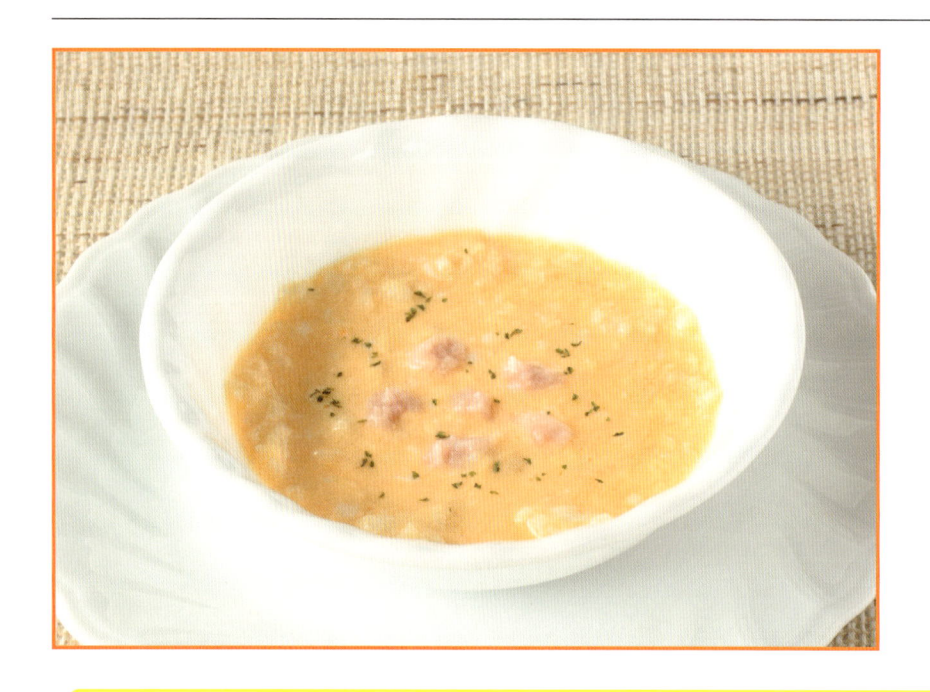

洋食

ポイント
① ワンタンの皮はくっつかないように、1枚1枚ゆでる。
② ゆであがったら、サラダ油をかけてワンタンの皮がくっつくのを防止。

レベル5〜2
卵が固まらないよう、火加減に注意

＜材料・1人分＞
ワンタンの皮…1/2袋	粉チーズ…………大さじ2	こしょう…………少々
卵………………1個	ベーコン(P54参照)…少々	サラダ油…………適量
牛乳…………100cc	パセリ(乾燥)………少々	
生クリーム……大さじ1	塩…………………少々	

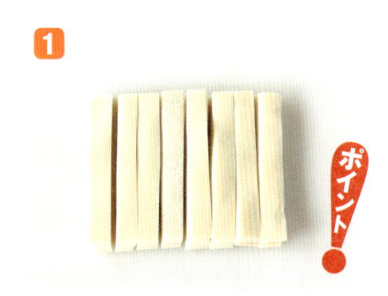

1 ワンタンの皮は1cm幅に切る。

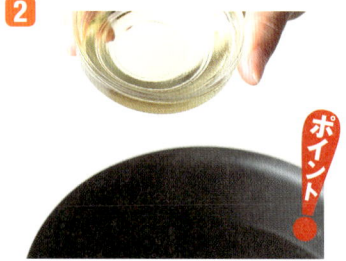

2 鍋に湯を沸かし、サラダ油を入れる。

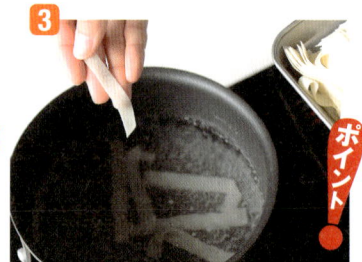

3 ②に①を1枚ずつ入れてゆでる。

4 ③をザルにあげ、サラダ油をかけて和える。

5 ④を包丁でたたく。

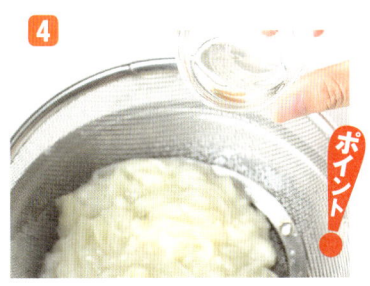

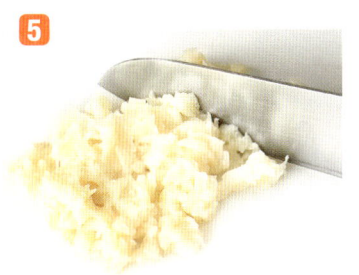

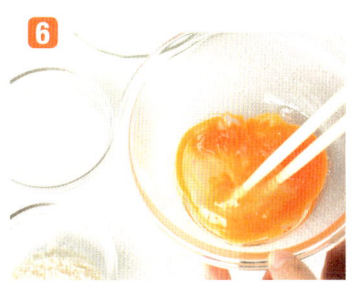

6 ボウルに卵・牛乳・生クリーム・粉チーズ・塩・こしょうを入れてよく混ぜる。

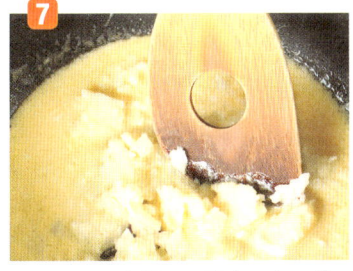

7 フライパンを温め、弱火にして⑥を流し入れ、少し固まったら⑤を入れて混ぜる。

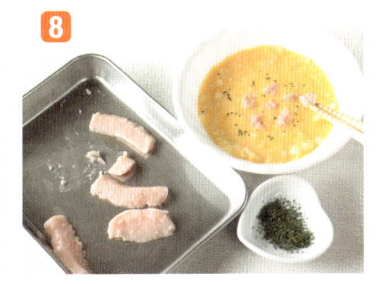

8 器に⑦を盛り、ベーコンを飾り、パセリを散らす。

| 1人分 ➡ | エネルギー 562kcal | たんぱく質 19.6g | 脂質 36.0g | 炭水化物 35.5g | 塩分 1.1g |

コラム

「ペペロンチーノ」

レベル5〜2

鷹の爪の代わりにパプリカで彩りを

<材料・1人分>
ワンタンの皮…………1/2袋
にんにく（チューブ）…10g
コンソメだし…………100cc
塩………………………少々
片栗粉…………………適量
パプリカ（P53参照）…少々

<作り方>
1 ワンタンの皮は1cm幅に切る。
2 鍋に湯を沸かし、サラダ油を入れる。
3 ②に①を1枚ずつ入れてゆでる。
4 ③をザルにあげ、サラダ油をかけて和える。
5 ④を包丁でたたく。
6 フライパンにコンソメだし・にんにく・塩を入れて煮立て、水溶き片栗粉でとろみをつけ、⑤を入れて混ぜる。
7 器に⑥を盛り、パプリカを飾る。

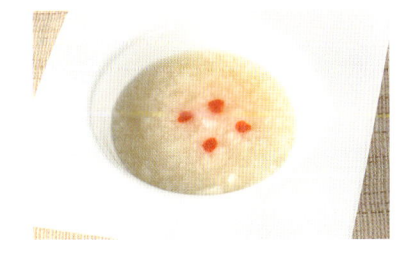

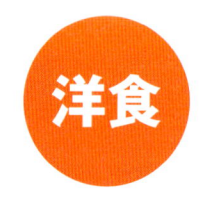

「エビグラタン」

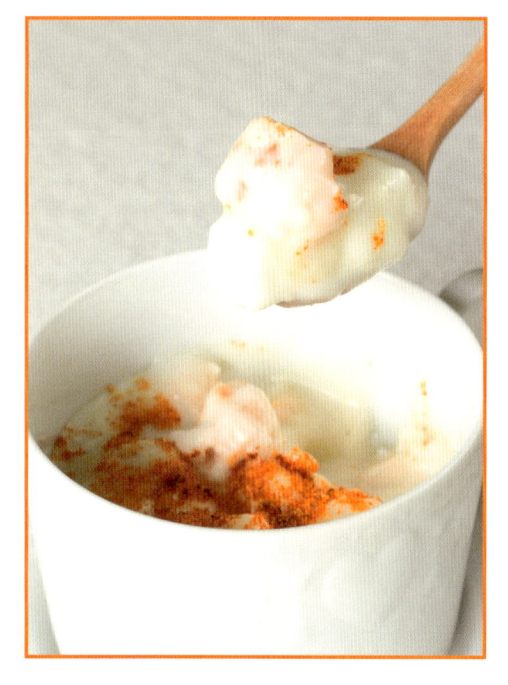

洋食

ポイント
① マカロニの代わりに、1cm角に切ったはんぺんを使う。
② 試作の結果、紀文のはんぺんがやわらかく食べやすい。

レベル5〜2
市販のホワイトソースを活用する

＜材料・1人分＞
- はんぺん（紀文）……………40g
- エビロール（ゆで：P64参照）…60g
- ホワイトソース（缶詰）………60g
- 牛乳……………………………大さじ3
- 粉チーズ………………………4g
- パプリカパウダー……………少々

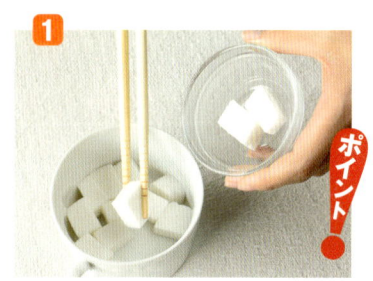

1 はんぺんを小さく切り、耐熱容器に敷き詰める。

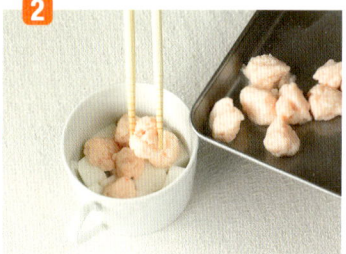

2 ①の上にエビロールをのせる。

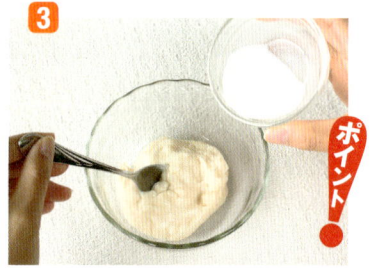

3 ホワイトソース・牛乳を混ぜる。

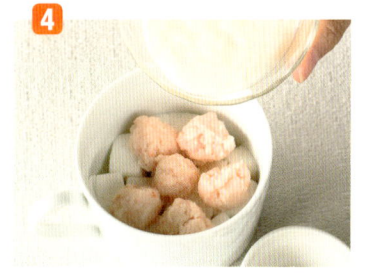

4 ②に③・粉チーズをかける。

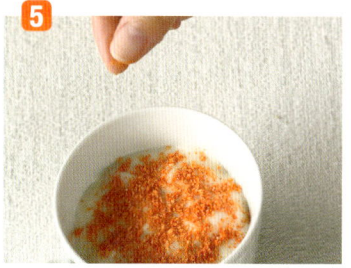

5 ④にパプリカパウダーをふる。

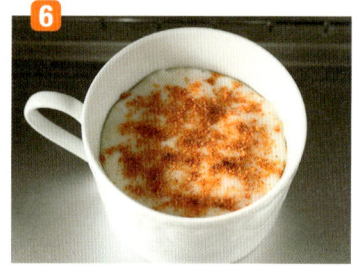

6 オーブントースターで表面に少し焦げ目がつくまで焼く。

1人分 → エネルギー 225kcal | たんぱく質 15.6g | 脂質 11.2g | 炭水化物 14.6g | 塩分 2.0g

「エビドリア」

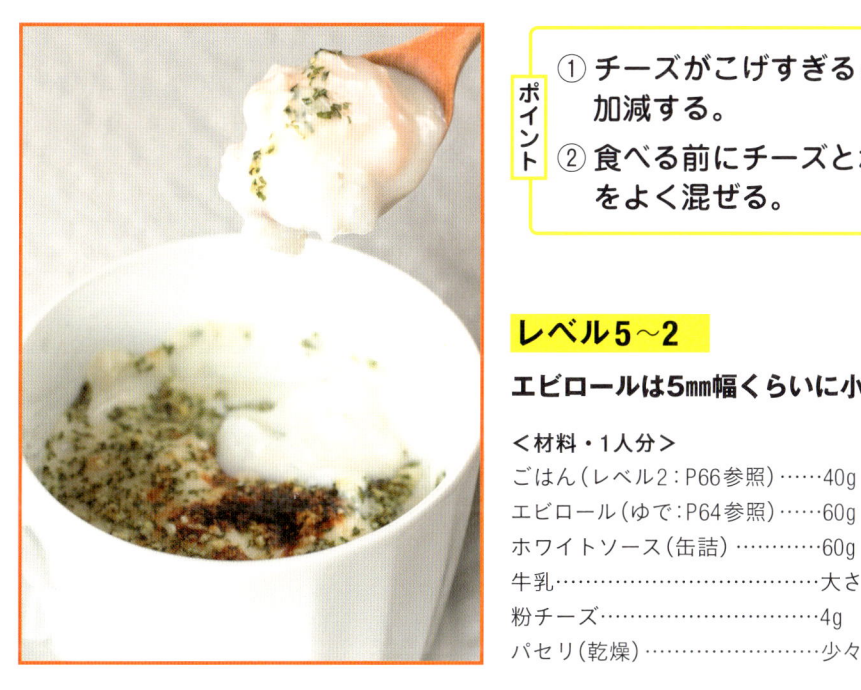

ポイント
① チーズがこげすぎると固くなるので、加減する。
② 食べる前にチーズとホワイトソースをよく混ぜる。

レベル5〜2

エビロールは5mm幅くらいに小さく切る

＜材料・1人分＞
ごはん（レベル2：P66参照）……40g
エビロール（ゆで：P64参照）……60g
ホワイトソース（缶詰）…………60g
牛乳………………………………大さじ3
粉チーズ…………………………4g
パセリ（乾燥）……………………少々

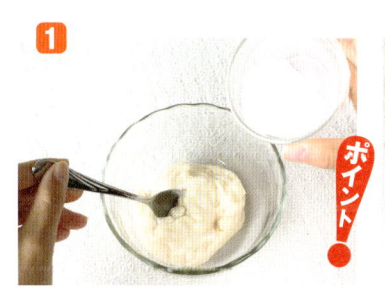

1 ホワイトソース・牛乳を混ぜる。

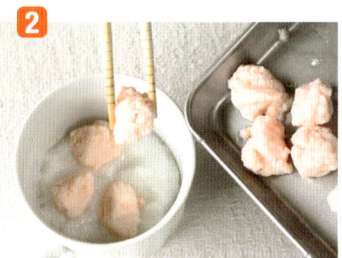

2 耐熱容器に、ごはんを平らに入れ、エビロールをのせる。

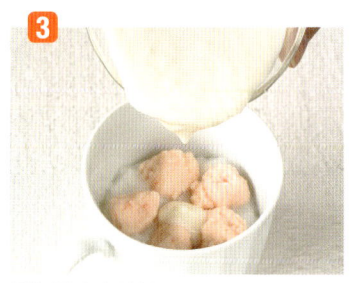

3 ②に①をかける。

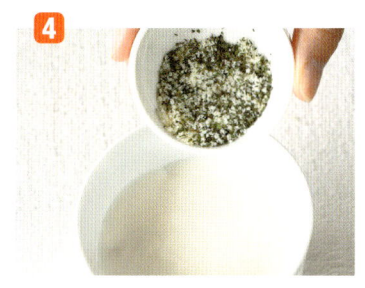

4 粉チーズ・パセリを混ぜ、③にかける。

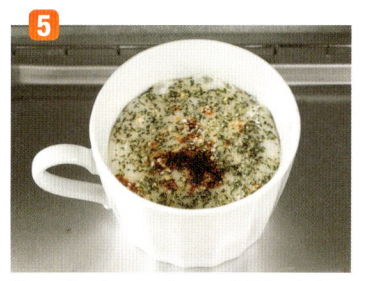

5 オーブントースターで表面に少し焦げ目がつくまで焼く。

| 1人分➡ | エネルギー 211kcal | たんぱく質 12.6g | 脂質 11.0g | 炭水化物 14.7g | 塩分 1.3g |

「マーボーなす」

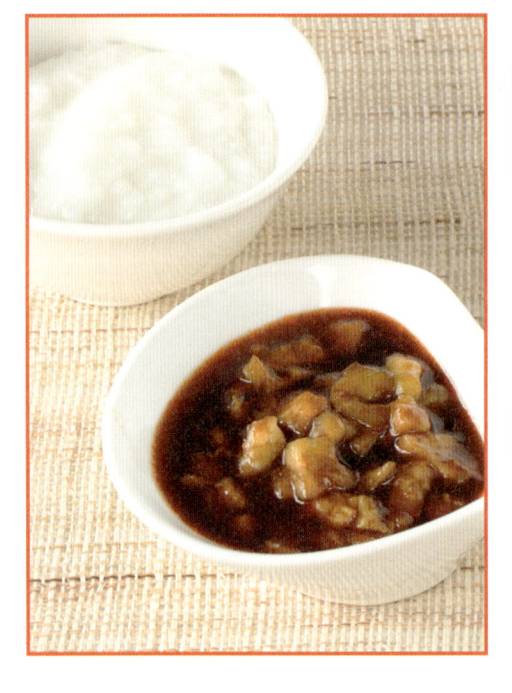

中華

ポイント
① マーボー豆腐の素は刺激の少ない甘口を選ぶ。
② 安全のため、ひき肉が入っていないタイプを選ぶ。

レベル5～3
とろみ加減は症状にあわせ、水溶き片栗粉で調整を

＜材料・1人分＞
なす……………………………60g
マーボー豆腐の素(甘口)…30g
サラダ油………………………大さじ1

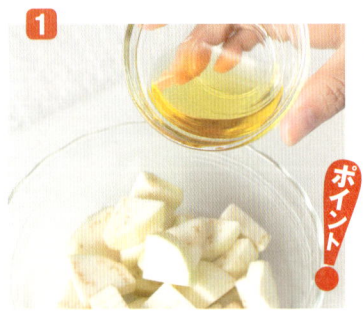

1 なすは皮をむいて小さく切り耐熱容器に入れ、サラダ油をかけてラップをし、電子レンジに約3分かける。(600w) ポイント！

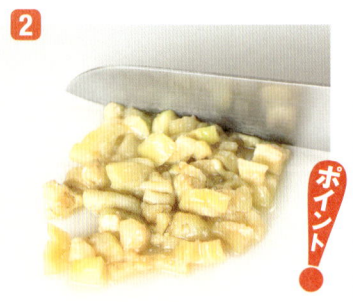

2 ①を包丁でたたく。 ポイント！

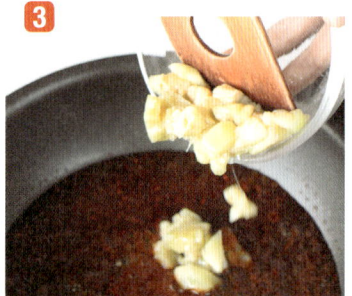

3 フライパンにマーボー豆腐の素を入れて火にかけ、温まったら③を加えて和え、器に盛る。

| 1人分 ➡ | エネルギー | 169kcal | たんぱく質 | 1.6g | 脂質 | 14.6g | 炭水化物 | 7.3g | 塩分 | 1.4g |

レベル2
なすはゆでる前に皮をむいておく

＜材料・1人分＞
- なす……………………60g
- マーボー豆腐の素（甘口）…30g
- 水………………………50cc
- ミキサーゲル※…………1/2包

※ミキサーゲル：1包は3g（小さじ2）

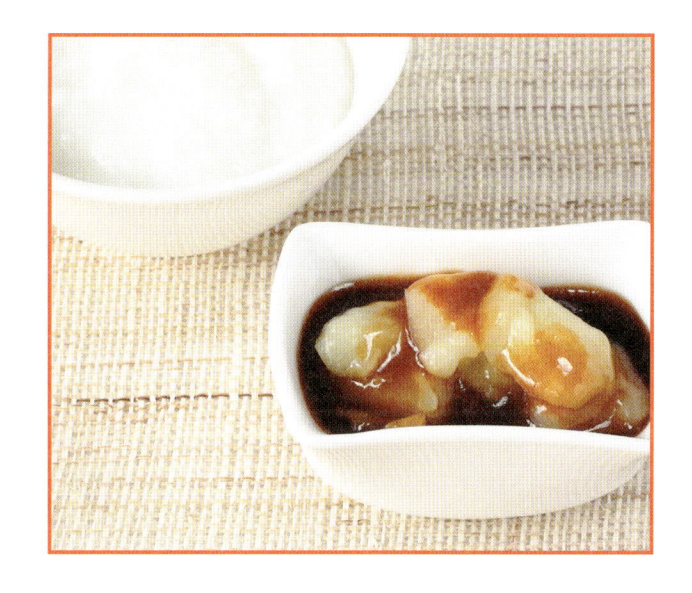

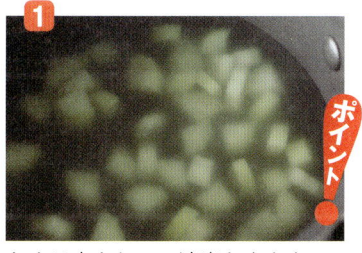

1 なすは皮をむいて適当な大きさに切り、やわらかくゆでる。

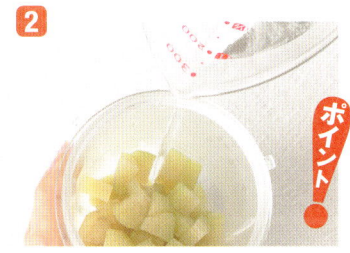

2 ①・水をミキサーに入れてまわす。

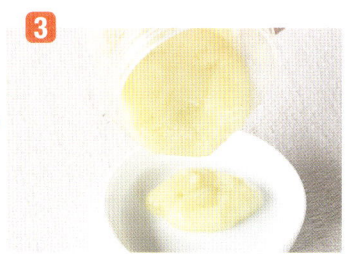

3 ②にミキサーゲルを入れ、少し固まるまで再度まわし、取り出す。

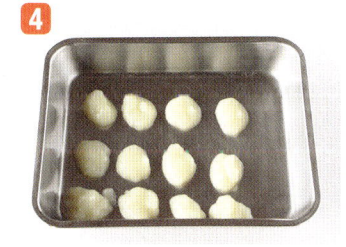

4 ③を小さく分ける。

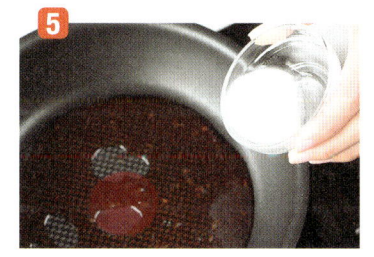

5 フライパンにマーボー豆腐の素を入れて火にかけ、温まったら水溶き片栗粉でとろみをつける。

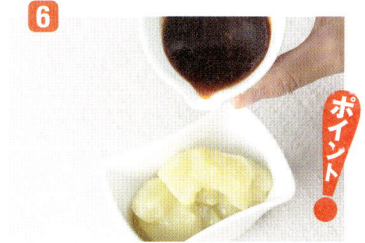

6 器に④を盛り、⑤をかける。

| 1人分→ | エネルギー 62kcal | たんぱく質 1.6g | 脂質 2.6g | 炭水化物 8.6g | 塩分 1.4g |

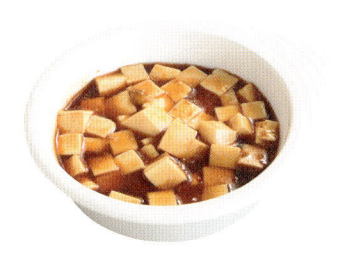

アレンジメニュー
「マーボー豆腐」 レベル5～2

フライパンにマーボー豆腐の素（甘口・50g）を入れて火にかけ、温まったら、小さく切った絹豆腐（100g）を入れて和える。

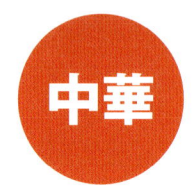

「カニ玉」

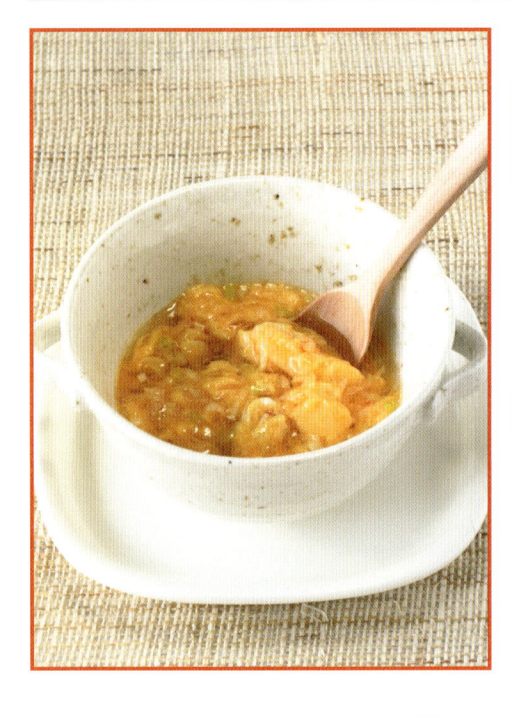

中華

ポイント
① カニ缶の身はほぐしてから包丁でたたいて、繊維を切る。
② とろみのある甘酢のたれをかけて食べやすく。

レベル5〜3
長ねぎは細かくみじん切りにする

<材料・1人分>
卵……………………1個	ごま油……………………小さじ1
長ねぎ……………10g	甘酢のたれ(ジャネフ)…大さじ2
カニの身(缶詰)…10g	サラダ油…………………大さじ1
カニの汁(缶詰)…5g	

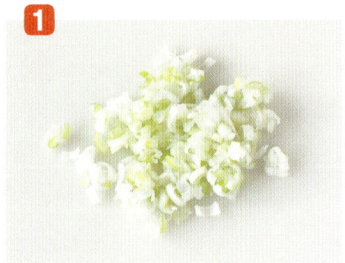

1 長ねぎはみじん切りにする。

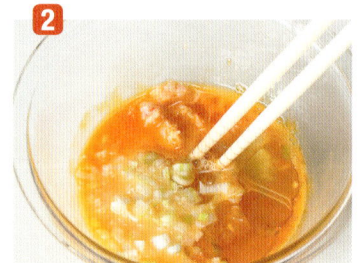

2 ボウルに卵を割り入れ、カニの身・カニの汁・ごま油・①を加えてよく混ぜる。

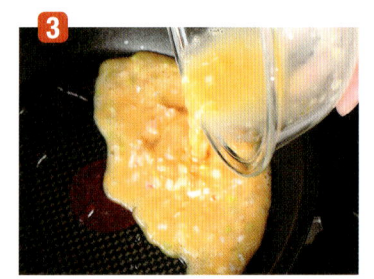

3 フライパンにサラダ油を入れて温め、弱火にして②を流し入れる。

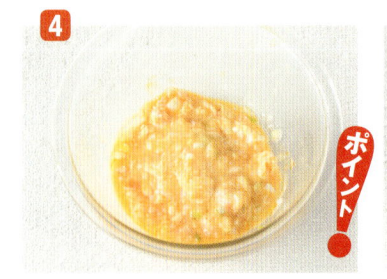

4 少し固まってきたら火からおろして混ぜ、器に盛る。 **ポイント**

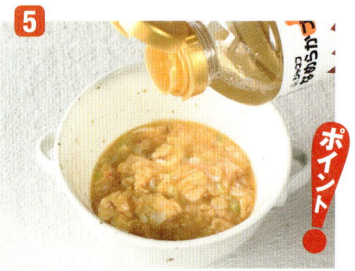

5 ④に甘酢のたれをかける。 **ポイント**

| 1人分➡ | エネルギー 265kcal | たんぱく質 9.4g | 脂質 21.2g | 炭水化物 7.1g | 塩分 3.4g |

レベル2
卵は少し固まったら火からおろして調理する

＜材料・1人分＞
- 卵……………………1個
- カニの身（缶詰）……10g
- カニの汁（缶詰）……5g
- ごま油………………小さじ1
- コンデンスミルク……5g
- 甘酢のたれ（ジャネフ）…大さじ2
- サラダ油……………大さじ1
- 片栗粉………………適量

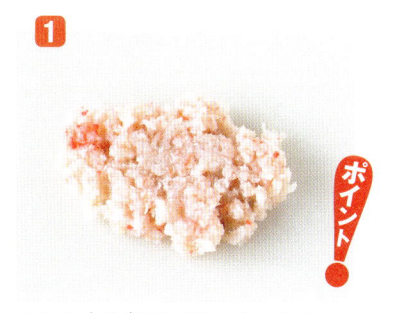

1 カニの身を包丁で細かくたたく。

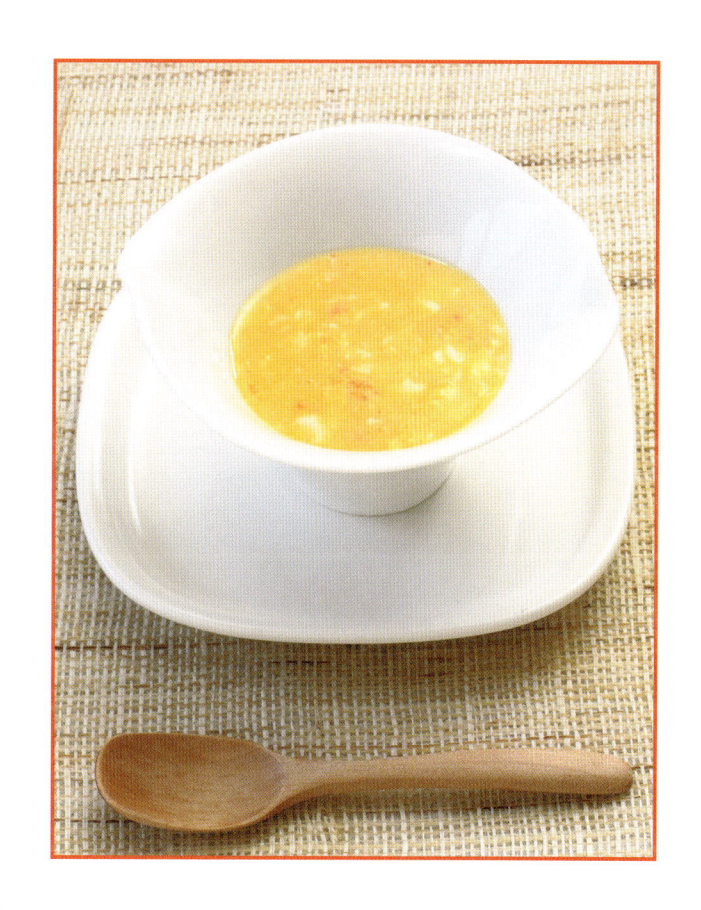

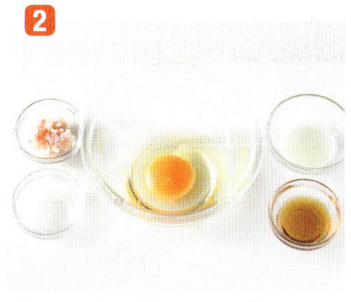

2 ボウルに卵を割り入れ、①・カニの汁・ごま油・コンデンスミルクを加えてよく混ぜる。

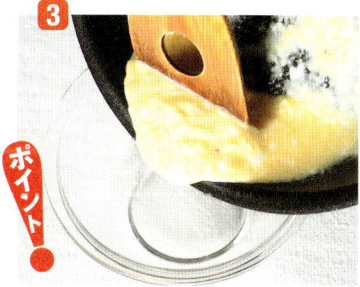

3 フライパンにサラダ油を入れて温め、弱火にして②を流し入れ、少し固まってきたら火からおろして混ぜる。器に盛り、甘酢のたれをかける。

| 1人分→ | エネルギー 289kcal | たんぱく質 9.7g | 脂質 21.6g | 炭水化物 11.7g | 塩分 3.4g |

「酢豚」

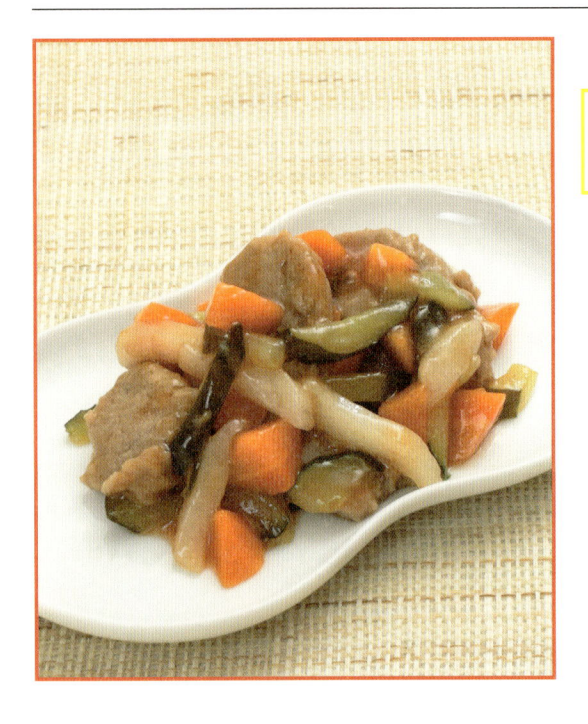

中華

ポイント
① 野菜は炒める前に軽くゆでて、やわらかく。
② ミキサーゲルで固めた食材は、直火にかけず、ボウルで和える。

レベル5〜3
肉ロールは揚げずにゆでる

＜材料・1人分＞
肉ロール(冷凍:P65参照)…60g
たまねぎ……………………30g
にんじん……………………30g
きゅうり……………………20g
中華だし汁…………………100cc
酢豚用中華合わせ調味料…30g
ミキサーゲル※……………1/2包
※ミキサーゲル：1包は3g（小さじ2）

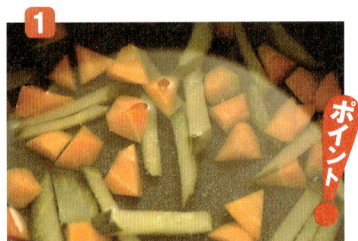

1 にんじんは皮をむいて小さめの乱切り、きゅうりは細切りにしてやわらかくなるまでゆでる。

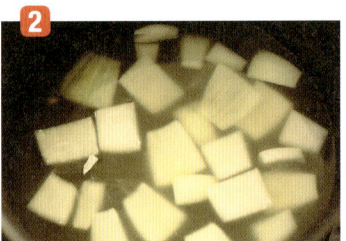

2 たまねぎは皮をむいて適当な大きさに切り、中華だし汁で煮る。

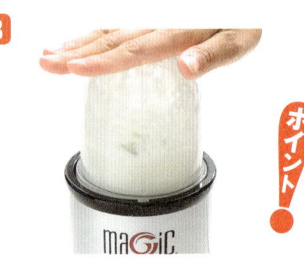

3 ②のたまねぎ・②の煮汁（30cc）をミキサーに入れてまわす。ミキサーゲルを入れて少し固まるまで再度まわす。

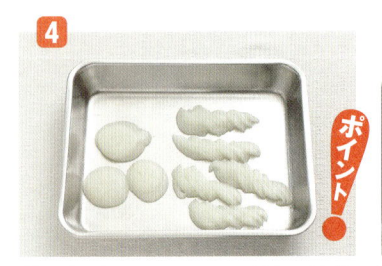

4 ③を丸型にしてバットに置き、冷蔵庫で冷やし固めてから細く切る。

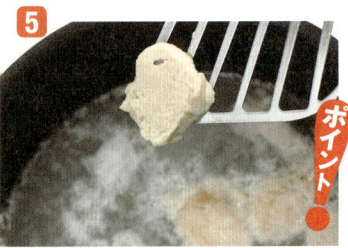

5 肉ロールは1cm厚さに切り、鍋に湯を沸かして入れ、浮いてきたら取り出す。

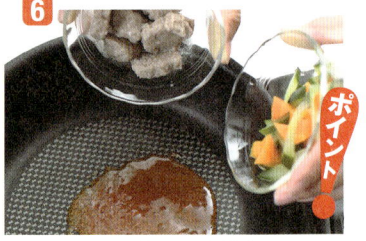

6 フライパンに酢豚用中華合わせ調味料を入れて温め、①・⑤を入れて合わせ、火からおろして④を加えて和え、器に盛る。

1人分 ➡ エネルギー 141kcal｜たんぱく質 7.1g｜脂質 3.8g｜炭水化物 20.1g｜塩分 1.2g

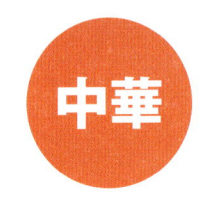

レベル2
味が薄い場合は、甘酢ジュレを加える

＜材料・1人分＞
- 肉ロール(冷凍：P65参照)…60g
- にんじん……………………20g
- たまねぎ……………………20g
- ピーマン……………………20g
- 中華だし汁…………………未入
- 酢豚用中華合わせ調味料……30g
- ミキサーゲル※……………1・1/4包

※ミキサーゲル：1包は3g（小さじ2）

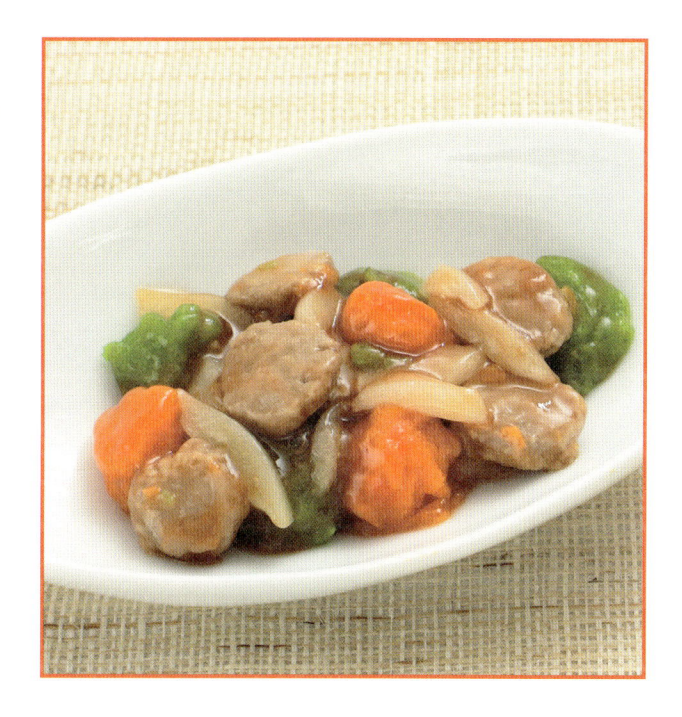

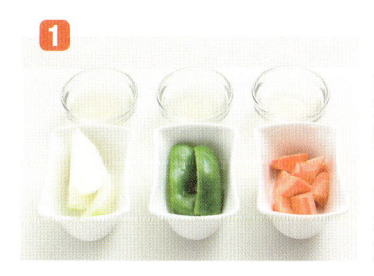

1 にんじん・たまねぎは皮をむいて適当な大きさに切り、ピーマンは適当な大きさに切り、鍋に中華だし汁と共に入れて煮る。各々の食材を、中華だし汁（にんじん40cc・たまねぎ20cc・ピーマン40cc）と共にミキサーに入れてまわす。

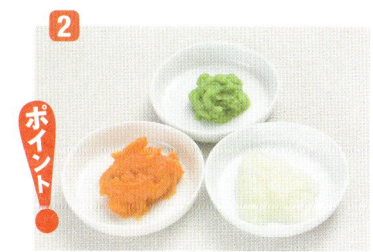

2 ①に各々ミキサーゲル（にんじん1/2包・たまねぎ1/4包・ピーマン1/2包）を入れて少し固まるまでまわし、ひと口大にする。（ポイント）

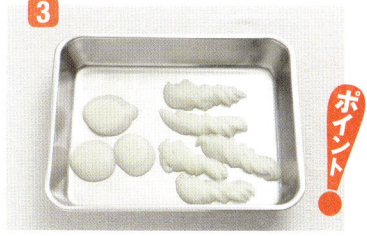

3 ②のたまねぎは冷めてから細く切る。

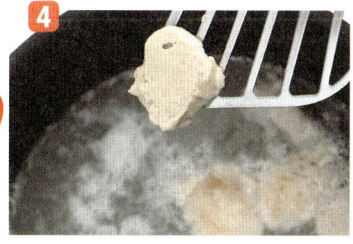

4 肉ロールは1cm厚さに切り、鍋に湯を沸かして入れ、浮いてきたら取り出す。（ポイント）

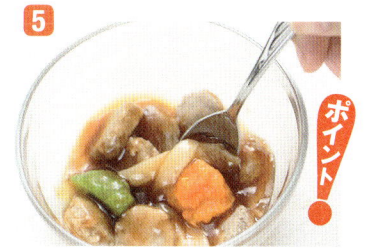

5 フライパンで温めた酢豚用中華合わせ調味料をボウルに入れ、②・③・④と共に和え、器に盛る。（ポイント）

| 1人分→ | エネルギー | 140kcal | たんぱく質 | 6.9g | 脂質 | 3.8g | 炭水化物 | 20.7g | 塩分 | 1.2g |

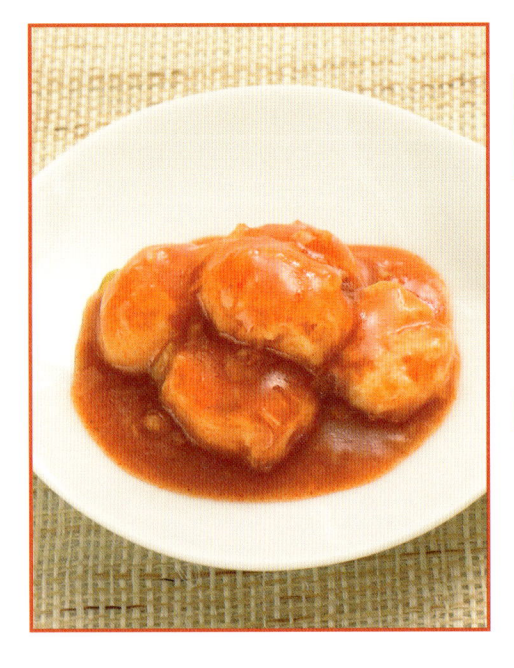

「エビチリ」

中華

> **ポイント**
> ① 長ねぎはみじん切りにし、熱湯をかけてしんなりさせる。
> ② エビロールはゆですぎると固くなるので注意。

レベル5～2
市販のソースを使って味付けを簡単に

＜材料・1人分＞
エビロール（生：P64参照）……100g
長ねぎ………………………………10g
エビチリ用中華合わせ調味料…40g

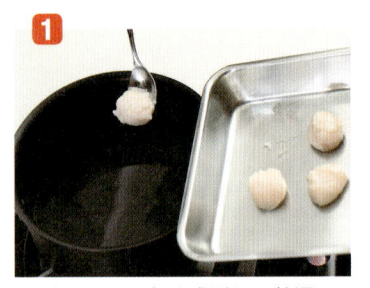

1 エビロールは丸く成型し、熱湯でゆでる。

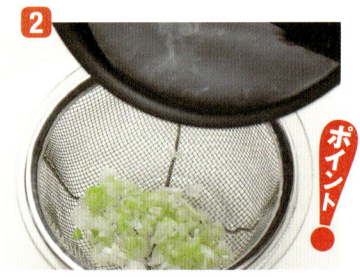

2 長ねぎはみじん切りにし、熱湯をかけてしんなりさせる。

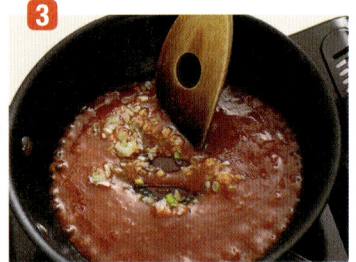

3 フライパンにエビチリ用中華合わせ調味料を入れて温め、②を加えて炒める。

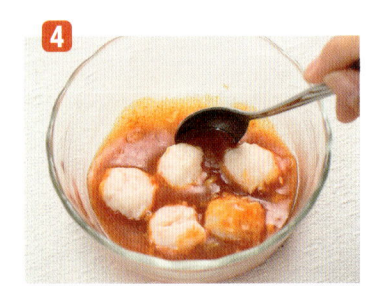

4 ③をボウルに移して①と和え、器に盛る。

| 1人分 ➡ | エネルギー | 133kcal | たんぱく質 | 12.9g | 脂質 | 4.1g | 炭水化物 | 10.3g | 塩分 | 2.2g |

「エビマヨ」

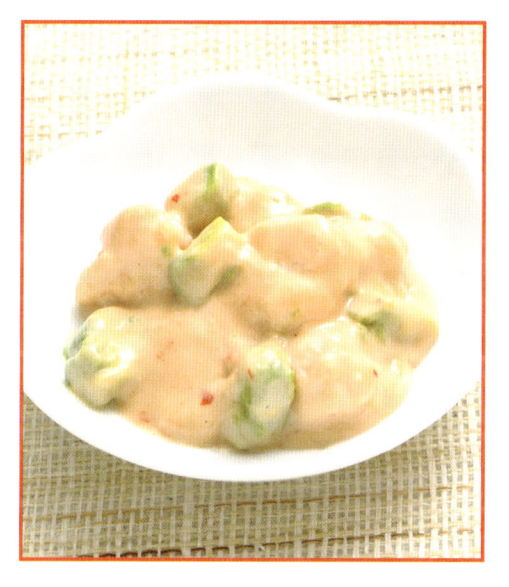

ポイント
① 完熟アボカドは1cm角に切って飲み込みやすく。
② エビの代わりに、白身魚でも応用可能。

レベル5～2
合わせ調味料の味が濃い場合は、ヨーグルトで調整を

<材料・1人分>
エビロール（生：P64参照）……………………60g
アボカド……………………………………………50g
エビの中華マヨネーズ炒め用合わせ調味料…40g

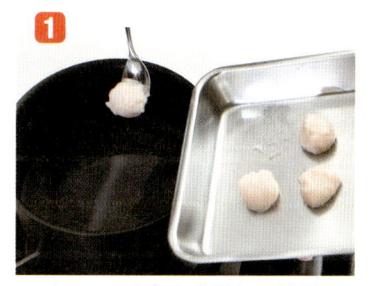

1 エビロールは丸く成型し、熱湯でゆでる。

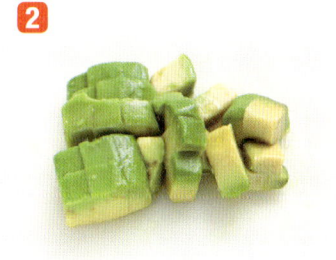

2 アボカドは皮と種を取り、1cm角に切る。

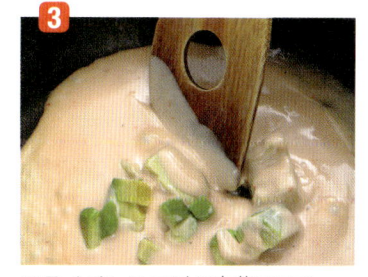

3 フライパンにエビの中華マヨネーズ炒め用合わせ調味料を入れて温め、②を加えて炒める。

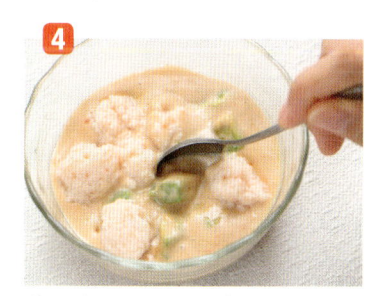

4 ③をボウルに移して①と和え、器に盛る。

1人分 ➡ エネルギー 236kcal　たんぱく質 9.1g　脂質 17.1g　炭水化物 13.0g　塩分 1.4g

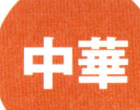

「あんかけ中華茶碗蒸し」

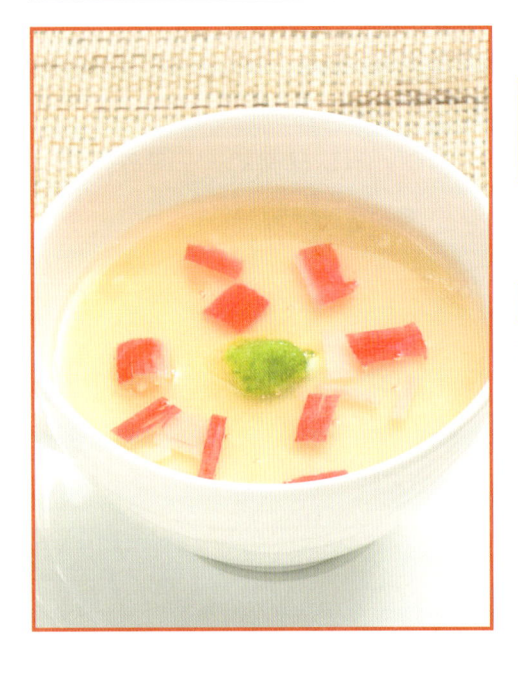

中華

ポイント
① あんをかけて飲み込みやすく。
② 具材にエビが入っていることで、豪華さを演出。

レベル5〜2
冷蔵庫で冷やしても美味しく食べられる

<材料・1人分>
卵……………………1個	うすくちしょうゆ…小さじ1
エビロール	中華だし汁…………100cc
（ゆで：P64参照）…30g	塩……………………少々
かにかま……………1/2本	片栗粉………………適量
オクラ（P40参照）…20g	
だし汁………………160cc	

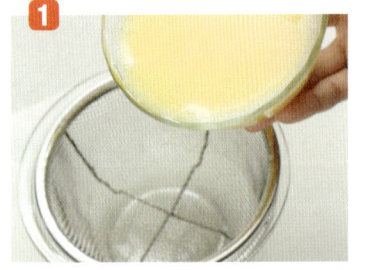

1 ボウルに卵を割りほぐし、だし汁と混ぜざるでこす。うすくちしょうゆを加えて器に流し入れる。

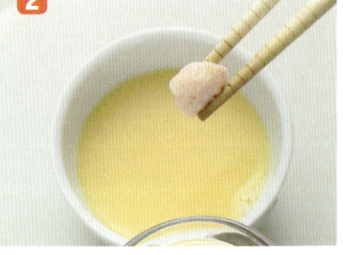

2 ①に5mm角に切ったエビロールを入れ、蒸気の上がった蒸し器に入れて中火で約10分蒸す。

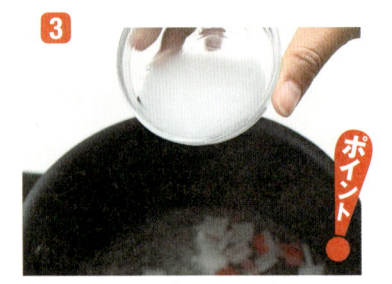

3 鍋に1cm長さに切ってほぐしたかにかま・中華だし汁・塩を入れて火にかけ、沸騰したら水溶き片栗粉でとろみをつける。（ポイント）

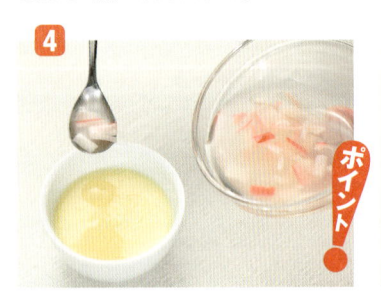

4 ②に③をかけ、オクラを飾る。（ポイント）

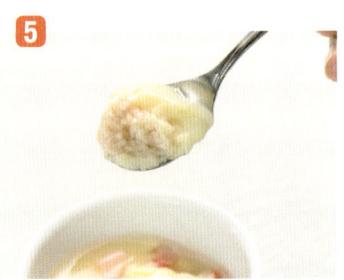

5 あんと混ぜて食べる。

| 1人分➡ | エネルギー 126kcal | たんぱく質 12.3g | 脂質 5.6g | 炭水化物 5.8g | 塩分 2.0g |

「天津飯」

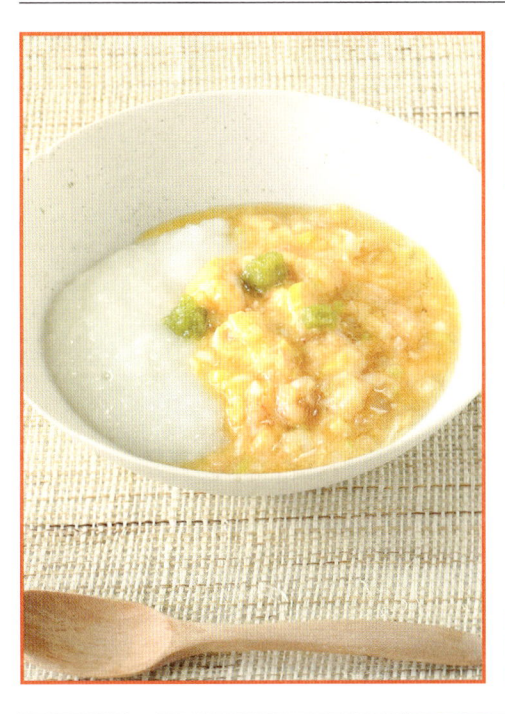

ポイント
① タレは市販の甘酢のたれを使うと簡単。
② 卵はとろとろに仕上げて、飲み込みやすく。

レベル5〜3
カニ玉が適温まで冷めてから口に運ぶ

<材料・1人分>
カニ玉（レベル5〜3：P112参照）…70g
ごはん（レベル5〜3：P66参照）…100g
甘酢のたれ（ジャネフ）……………10g
オクラ（P40参照）………………少々

<作り方>
1 器にごはんを盛る。
2 ①にカニ玉をのせ、甘酢のたれをかける。
3 ②にオクラを飾る。

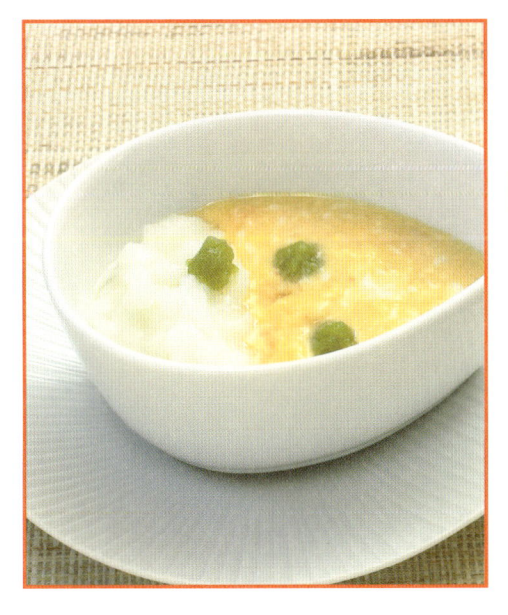

1人分➡ エネルギー 249kcal　たんぱく質 8.1g　脂質 16.4g　炭水化物 15.6g　塩分 1.2g

レベル2
あんのとろみ加減は、水溶き片栗粉で調整を

<材料・1人分>
カニ玉（レベル2：P113参照）……70g
ごはん（レベル2：P66参照）……70g
甘酢のたれ（ジャネフ）…………10g
オクラ（P40参照）………………少々

<作り方>
1 器にごはんを盛る。
2 ①にカニ玉をのせ、甘酢のたれをかける。
3 ②にオクラを飾る。

1人分➡ エネルギー 249kcal　たんぱく質 8.1g　脂質 16.4g　炭水化物 15.6g　塩分 1.2g

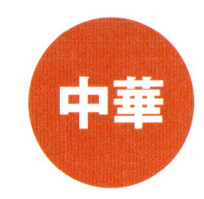

「エビワンタンスープ」

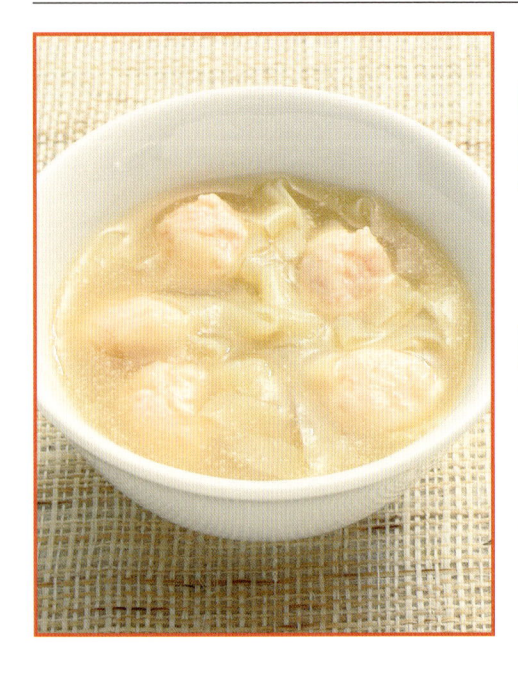

中華

> **ポイント**
> ① ワンタンは1枚ずつ鍋に入れ、くっつかないようにする。
> ② たまねぎはスープで煮た後にミキサーにかける。

レベル5～2
ワンタンはよく煮込んでやわらかく

<材料・1人分>

ワンタンの皮	5枚
エビロール（生：P64参照）	40g
たまねぎ	50g
水	300cc
中華だしの素（顆粒）	4g

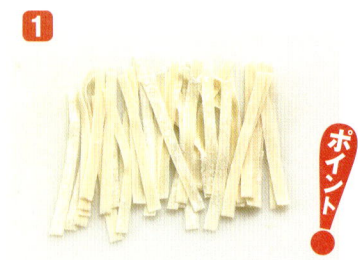

1 ワンタンの皮は5mm幅に切る。

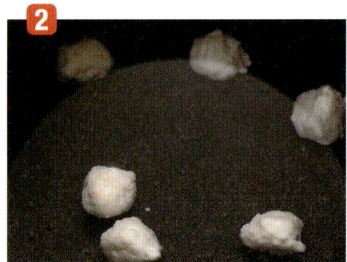

2 エビロールはスプーンで小さく丸めてゆでる。

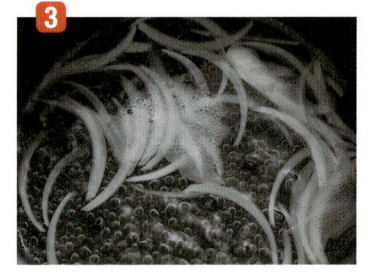

3 たまねぎは皮をむいて薄くスライスし、鍋に水・中華だしの素と共に入れてよく煮る。

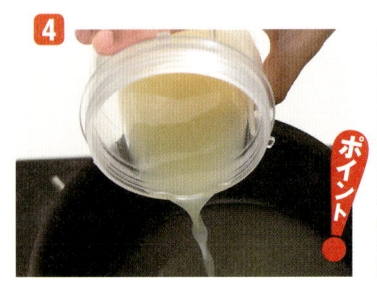

4 ③をミキサーに入れてまわし、鍋に移す。

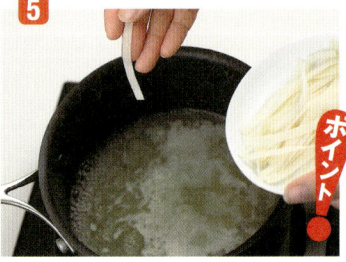

5 ④を温め、①を1枚ずつ入れて透明になるまで煮る。

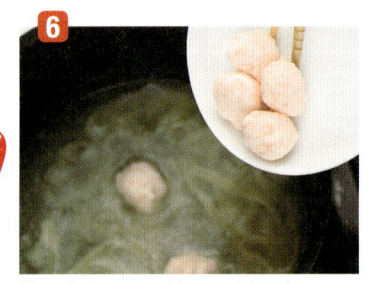

6 ⑤に②を入れて温め、器に盛る。

| 1人分➡ | エネルギー | 130kcal | たんぱく質 | 8.5g | 脂質 | 1.1g | 炭水化物 | 21.1g | 塩分 | 2.2g |

「中華コーンスープ」

> ポイント
> ① コーンは粒がなくなるまでしっかりミキサーにかける。
> ② とろみ加減は、症状にあわせて調整を。

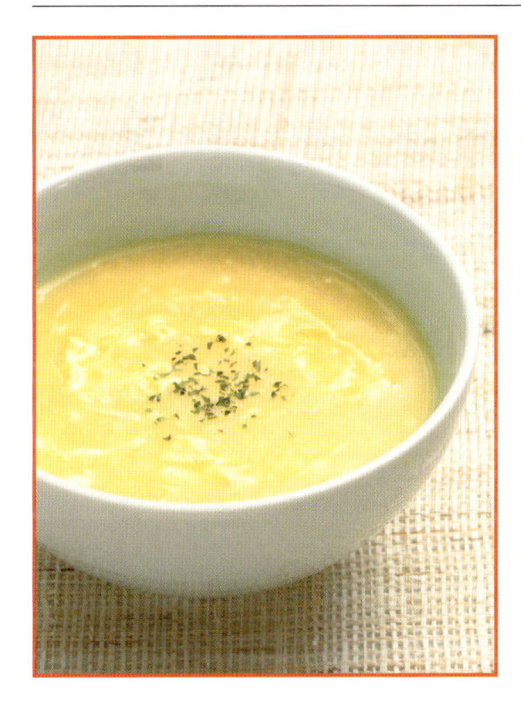

レベル5～2
卵を加える際は、素早く行う

＜材料・1人分＞

スイートコーン（缶詰クリームタイプ）	100g
水	100cc
卵	1/2個
中華だしの素（顆粒）	3g
塩	少々
こしょう	少々
片栗粉	適量
パセリ（乾燥）	少々

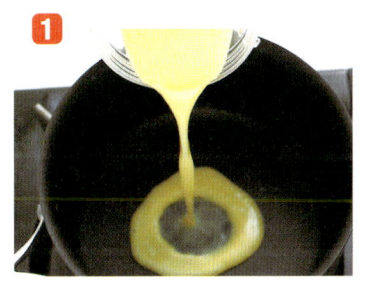

1 スイートコーンと水をミキサーに入れ、粒感がなくなるまでしっかりとまわし、鍋に移して中華だしを加えて火にかける。

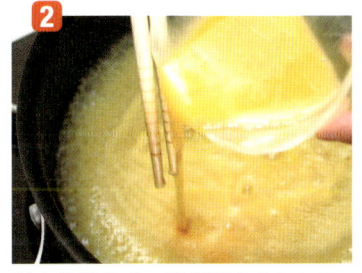

2 ①を沸騰させ、溶き卵をまわし入れる。

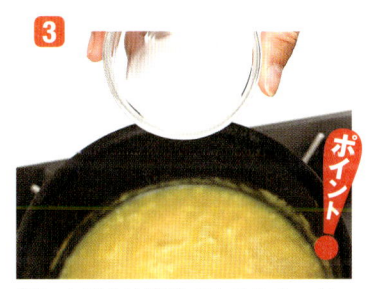

3 ②に水溶き片栗粉でとろみをつけ、塩・こしょうで味を調える。

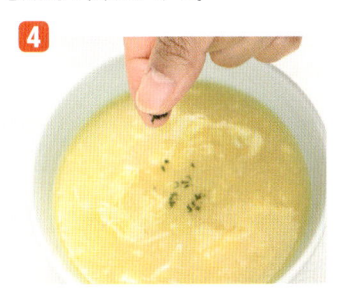

4 器に③を盛り、パセリを散らす。

1人分➡ エネルギー 133kcal　たんぱく質 4.9g　脂質 3.1g　炭水化物 21.4g　塩分 1.0g

「ヨーグルトマンゴープリン」

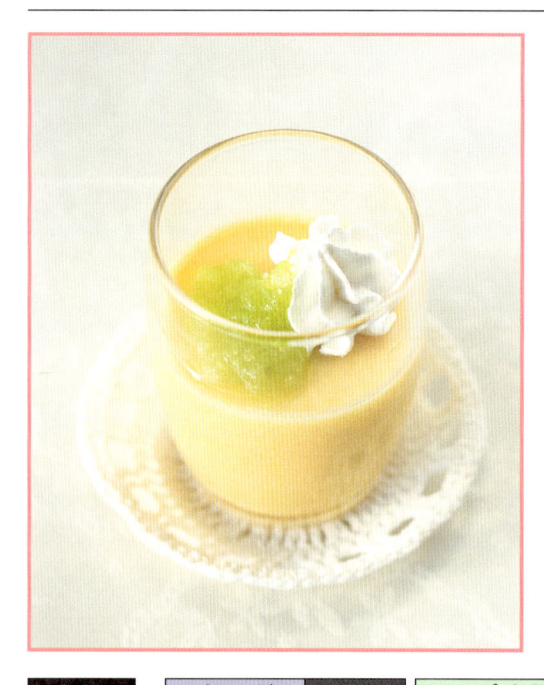

スイーツ

レベル5～2

デザートで足りないカロリーをしっかり補給

＜材料・1人分＞

マンゴーピューレ……25g
プレーンヨーグルト…13g
牛乳………………………40cc
グラニュー糖…………6g
粉ゼラチン……………1g
水…………………………5cc
＜飾り＞
市販ホイップクリーム…適宜
市販キウイソース…適宜

1. 粉ゼラチンを水にふり入れてふやかす。
2. ボウルにマンゴーピューレ・プレーンヨーグルトを入れてよく混ぜる。
3. 鍋に牛乳・グラニュー糖を入れて火にかけ、沸騰直前で火からおろす。
4. ③に①を入れて溶けるまでよく混ぜ、あら熱を取る。
5. ②に④を混ぜながら入れ、全体をよく混ぜる。
6. 器に⑤を注ぎ、冷蔵庫で冷やし固める。
7. ⑥にホイップクリーム・キウイソースを飾る。

| 1人分➡ | エネルギー | 104kcal | たんぱく質 | 3.3g | 脂質 | 3.7g | 炭水化物 | 15.2g | 塩分 | 0.1g |

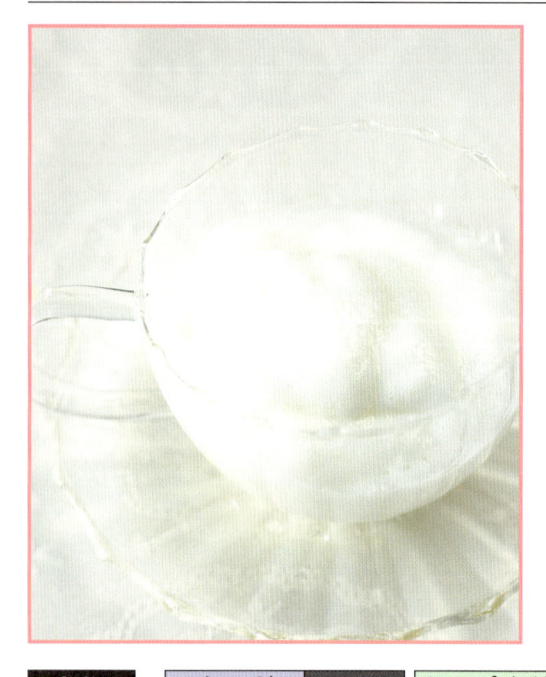

「ミルクジュレ」

レベル5～2

**とっても簡単！
お好みのシロップでアレンジ自在**

＜材料・1人分＞

牛乳………………………………200cc
ガムシロップ………………ポーション2個
アーモンドエッセンス……少々
トロミファイバー※………3包

※トロミファイバー：1包は3g（小さじ2）

1. 空のペットボトルに牛乳・ガムシロップ・アーモンドエッセンス・トロミファイバーを入れ、ふたをする。
2. よく振り、3分間放置する。
3. 器に②を盛る。

| 1人分➡ | エネルギー | 198kcal | たんぱく質 | 7.0g | 脂質 | 8.0g | 炭水化物 | 26.6g | 塩分 | 0.4g |

「豆腐チーズケーキ」

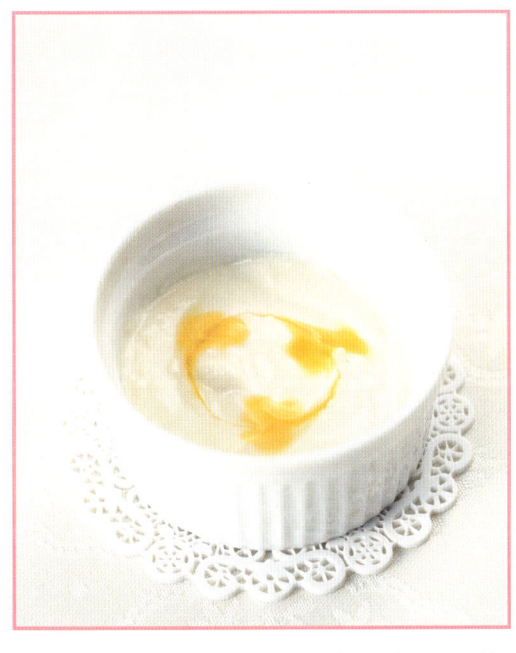

レベル5〜2

**おやつ感覚で
大豆の栄養を摂取できる**

＜材料・1人分＞
絹豆腐……………1/4丁
生クリーム………大さじ1
はちみつ…………小さじ2
レモン汁…………小さじ1/2
お好みのジャム…適量

1. 絹豆腐をしっかりと水切りする。
2. ①・生クリーム・はちみつ・レモン汁をミキサーに入れてまわす。
3. 器に②を盛り、お好みのジャムをかける。

1人分➡ エネルギー 158kcal たんぱく質 4.0g 脂質 9.0g 炭水化物 15.5g 塩分 0g

「あずきミルク羹」

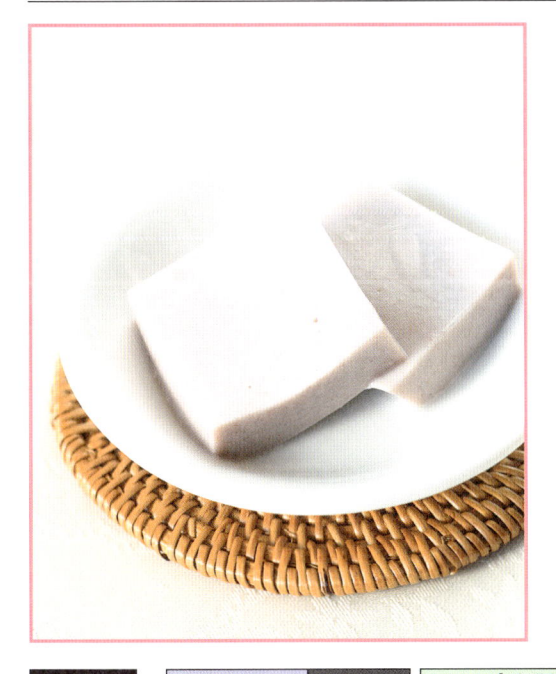

レベル5〜2

**手軽に作れる
栄養価満点の和スイーツ**

＜材料（作りやすい分量）＞
こしあん…50g
牛乳………150cc
粉寒天……1g

1. 鍋に1/2量の牛乳・粉寒天を入れてよく混ぜる。
2. ①を火にかけ、焦げないように混ぜながら加熱し、沸騰したら火を止める。
3. ②にこしあん・残りの牛乳を加えてよく混ぜ、水でぬらしたバットに流し入れ、冷蔵庫で冷やし固める。
4. ③を適当な大きさに切り分け、器に盛る。

1人分➡ エネルギー 46kcal たんぱく質 2.5g 脂質 1.6g 炭水化物 5.5g 塩分 0g
(1/4量)

「レモネード」

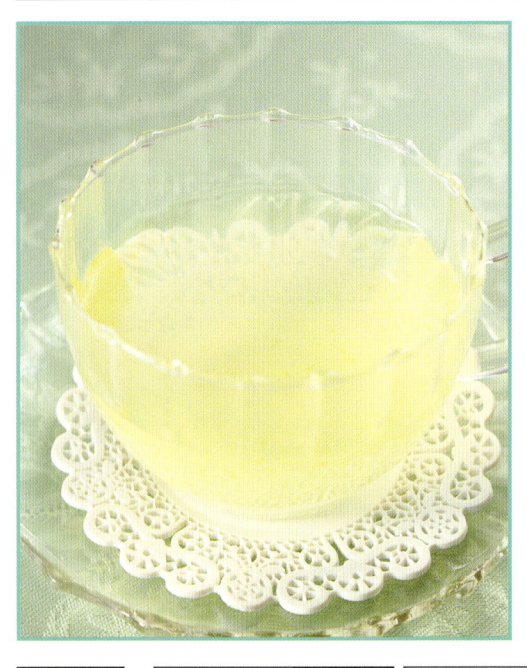

ドリンク

レベル5～2
**はちみつとレモンの味わいで
ほっと一息**

＜材料・1人分＞
レモネード（市販の甘い粉タイプ）…小さじ2
湯……………………………………200cc
トロミファイバー※ ………………1包
※トロミファイバー：1包は3g（小さじ2）

1. カップにレモネード・湯を入れてよく溶かす。
2. ①をかき混ぜながらトロミファイバーを入れ、とろみがつくまでよく混ぜる。

| 1人分➡ | エネルギー | 32kcal | たんぱく質 | 0g | 脂質 | 0g | 炭水化物 | 8.7g | 塩分 | 0g |

「コーヒー」

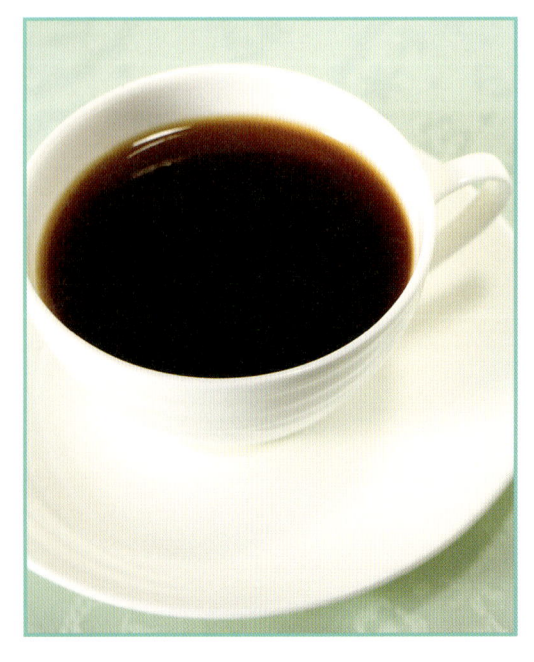

レベル5～2
**好きな香りと味を
そのままに**

＜材料・1人分＞
インスタントコーヒー（粉）…小さじ2
湯……………………………………200cc
トロミファイバー※ ………1包
※トロミファイバー：1包は3g（小さじ2）

1. カップにインスタントコーヒー・湯を入れてよく溶かす。
2. ①をかき混ぜながらトロミファイバーを入れ、とろみがつくまでよく混ぜる

| 1人分➡ | エネルギー | 20kcal | たんぱく質 | 0.6g | 脂質 | 0g | 炭水化物 | 5.1g | 塩分 | 0.1g |

「紅茶」

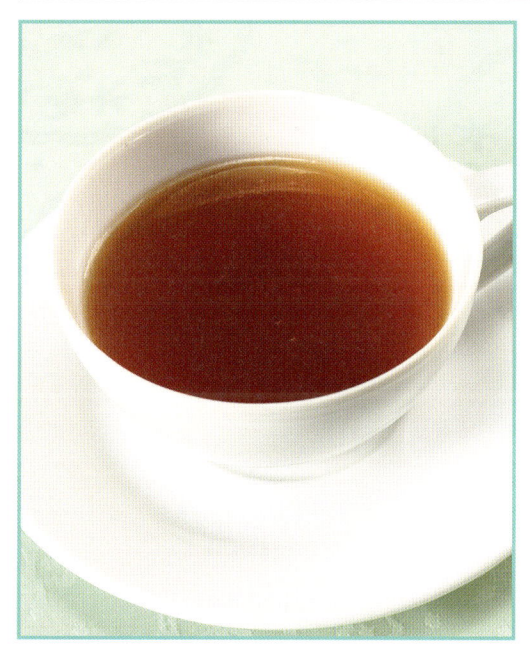

レベル5〜2
**デザートと一緒に
香りを楽しむ**

＜材料・1人分＞
紅茶……………………200cc
トローミファイバー※…1包
※トローミファイバー：1包は3g（小さじ2）

1. カップに紅茶を注ぎ、かき混ぜながらトローミファイバーを入れ、とろみがつくまでよく混ぜる。

| 1人分➡ | エネルギー 10kcal | たんぱく質 0.2g | 脂質 0g | 炭水化物 3.0g | 塩分 0g |

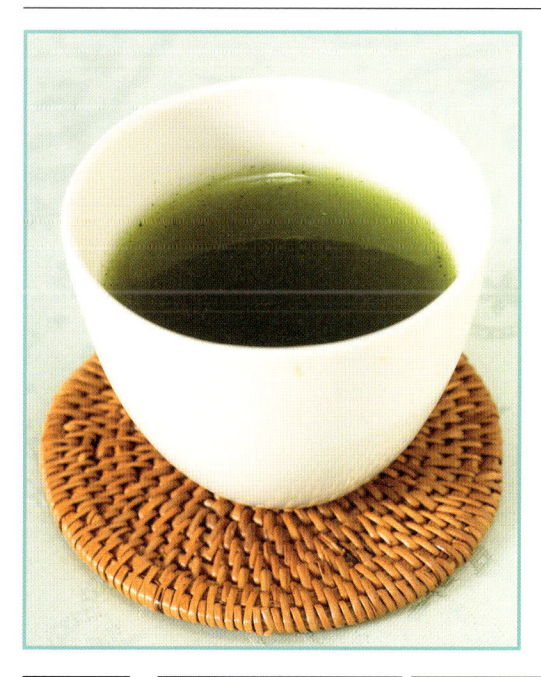

「緑茶」

レベル5〜2
**食後に一杯
カテキン効果で殺菌作用も**

＜材料・1人分＞
緑茶……………………200cc
トローミファイバー※…1包
※トローミファイバー：1包は3g（小さじ2）

1. カップに緑茶を注ぎ、かき混ぜながらトローミファイバーを入れ、とろみがつくまでよく混ぜる。

| 1人分➡ | エネルギー 12kcal | たんぱく質 0.4g | 脂質 0g | 炭水化物 3.2g | 塩分 0g |

（注）とろみの加減は、一度作って確認をし、調整してください。レシピはトローミファイバーを使用した場合の目安です

「にんじんジュース」

ドリンク

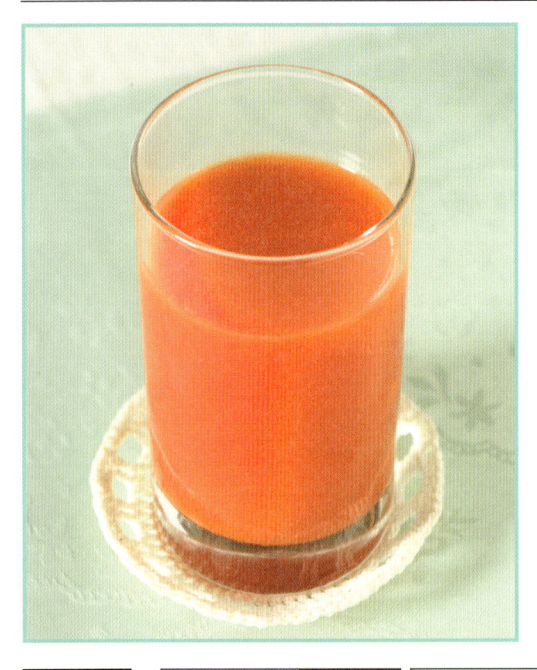

レベル5〜2
**ペットボトルを振るだけで
ビタミン・ミネラルを摂取できる**

＜材料・1人分＞
にんじんジュース（350mlペットボトル）…300ml
トローミファイバー※……………………1包
※トローミファイバー：1包は3g（小さじ2）

1. ペットボトルを開け、にんじんジュースを約50ml減らし（P130参照）、約300mlにする。
2. ①にトローミファイバーを入れてふたをし、とろみがつくまで上下に振る。
3. グラスに②を注ぐ。

| 1人分➡ | エネルギー | 92kcal | たんぱく質 | 1.8g | 脂質 | 0.3g | 炭水化物 | 22.9g | 塩分 | 0g |

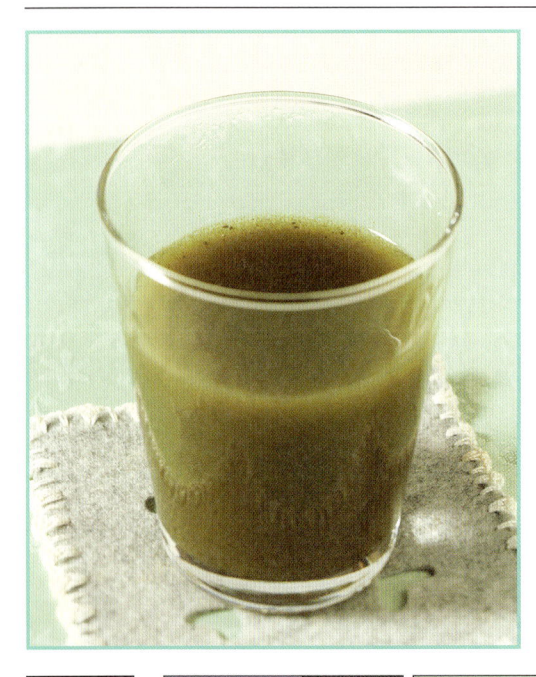

「青汁」

レベル5〜2
**豊富なカリウム・鉄分・ビタミンを
簡単に補える**

＜材料・1人分＞
青汁…………………………200cc
トローミファイバー※…1包
※トローミファイバー：1包は3g（小さじ2）

1. グラスに青汁を注ぎ、かき混ぜながらトローミファイバーを入れ、とろみがつくまでよく混ぜる。

| 1人分➡ | エネルギー | 19kcal | たんぱく質 | 0.4g | 脂質 | 0.1g | 炭水化物 | 5.1g | 塩分 | 0g |

「サイダーゼリー飲料」

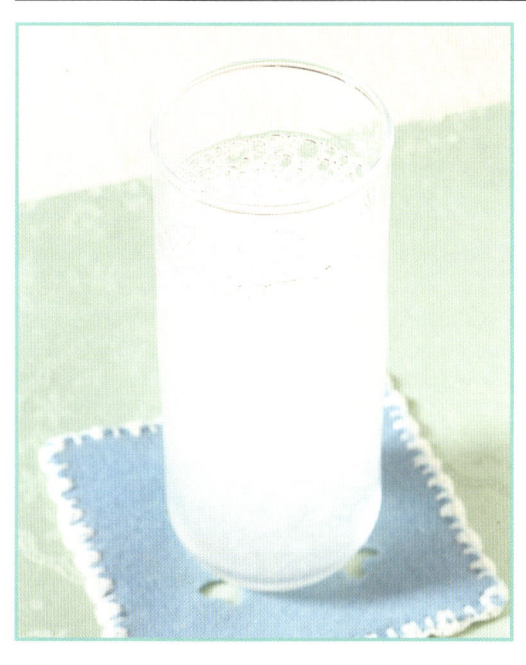

レベル5〜2

シュワッとした
炭酸の爽やかな味わい

＜材料・1人分＞
サイダー……………………150cc
トローミファイバー※…1包
※トローミファイバー：1包は3g（小さじ2）

1. グラスにサイダーを注ぎ、かき混ぜながらトローミファイバーを入れ、とろみがつくまでよく混ぜる。

| 1人分 ➡ | エネルギー | 70kcal | たんぱく質 | 0g | 脂質 | 0g | 炭水化物 | 18.1g | 塩分 | 0g |

「カルピス飲料」

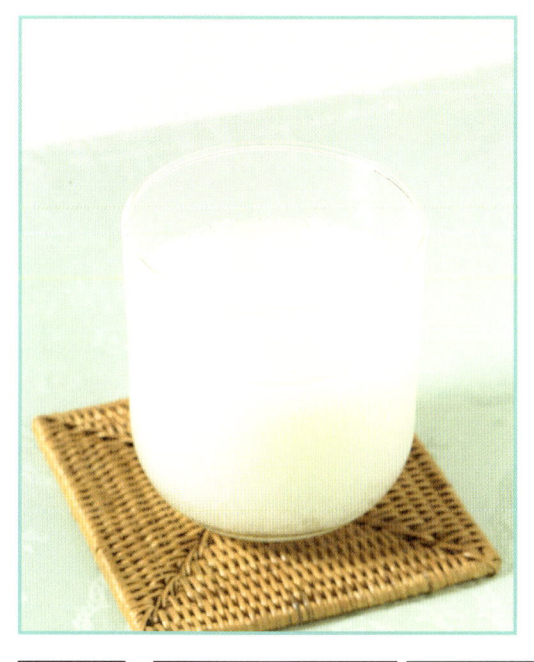

レベル5〜2

懐かしいあの味を
飲みやすく

＜材料・1人分＞
カルピス(希釈後)…300cc
粉寒天………………1g

1. 鍋にカルピス・粉寒天を入れて沸騰させ、器に流し入れる。
2. 冷蔵庫で冷やし固めたら、崩してグラスに注ぐ。

| 1人分 ➡ | エネルギー | 132kcal | たんぱく質 | 0.9g | 脂質 | 0.1g | 炭水化物 | 32.4g | 塩分 | 0g |

（注）とろみの加減は、一度作って確認をし、調整してください。レシピはトローミファイバーを使用した場合の目安です

サラサラした液体を安全に飲むために
トロミ剤の正しい使い方

トロミ剤の性質を理解する

嚥しやすい人のために、トロミ剤（トロミ調整食品）というものが市販されています。

片栗粉やくず粉でとろみをつけるには、加熱する必要がありますが、トロミ剤は温度に関係なくとろみをつけることができます。温かいコーヒーから冷水まで幅広く使用できるため、とても便利です。また、顆粒の薬を服用する際も、水に適度なとろみをつけることで、口の中に残りにくく、飲みやすくなります。

しかし、トロミ剤もメリットばかりではありません。味は変わってしまいますし、使用量を間違うと、べたつきすぎてかえって飲み込みにくくなってしまうこともあります。トロミ剤を使う際は特性を正しく理解して使用しましょう。

トロミ剤選びのポイント

☐ 溶けやすくダマにならないもの
☐ 色や味、香りを変えにくいもの
☐ べたべたしにくいもの
☐ とろみを調整しやすいもの
☐ 新商品を選ぶ

最近では、トロミ剤も種類が豊富になってきました。

本書では、食べ物の味を変えない点と使いやすさから、『トローミファイバー』（P130で紹介）を使用しました。

飲み物に加える場合は、個々に合わせた適量を一度に加え、泡だて器やスプーンなどで素早く15秒かき混ぜ、3分以上待つのが基本となります。

トロミ剤の正しい使い方

① 混ぜながらとろみ加減をみない
② 一包全てを入れず分量を守る
③ 数分間放置する

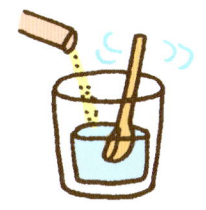

トロミ剤は数分間経たないと効果が現れません。したがって混ぜている段階でとろみ加減を調整すると、実際に飲むときにはべたつきすぎてしまいます。また、症状によってとろみ具合も調整しましょう。

1 飲み物をスプーンでかき混ぜながら、トロミ剤を加える。

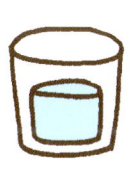

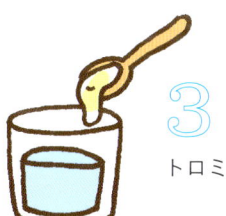

2 3分以上置く。

3 トロミ具合を確認する。

トロミ剤に頼りすぎない

　トロミ剤を使用しても飲み物の種類によってはとろみがつきにくいものもあります（たんぱく質を含む牛乳など）。特性上どうしても味や香りを損ないがちなので、ミネラルウォーターや煎茶など、甘くない飲料だとおいしくありません。飲んでもらう前に実際に自分でも飲んでみて味を確かめましょう。サラサラの液体より、飲むヨーグルトやマンゴージュースなどのようにもともと多少とろみがあるものにトロミ剤を加えるのも違和感なく飲めるコツです。

　また、目の前でトロミ剤を入れないなど、患者さんの気持ちに配慮することも必要です。

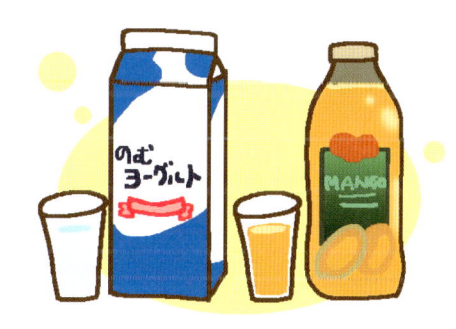

　中華スープのようにトロミ剤より片栗粉の方が合う料理もあります。最近はゼリー飲料なども充実してきました。手軽に使用できるからといって、トロミ剤にあまり頼りすぎないようにしましょう。

　なお、トロミ剤を使用したからといって必ずしも誤嚥を防げるとは限りません。

ペットボトルの飲み物にも応用

市販のジュースのトロミ剤目安

液体にとろみをつける

市販されている様々なトロミ剤を試した結果、味や風味を損なわずに使いやすい『トローミファイバー』を本書では使用しました。

粘度調整のため、一般的なトロミ剤は、ナトリウム・カリウム・ph調整剤などの添加物を使用しています。『トローミファイバー』は、これらが不使用のため、飲み物本来の味や香り・色彩を損なうことなく適度なとろみをつけることができます。

また、とろみをつけた後も粘度の変化がほとんどなく、冷蔵庫などでの保存が可能です。水溶性食物繊維（難消化性デキストリン）が配合されているので、整腸作用やミネラル吸収の促進にも効果が期待できます。

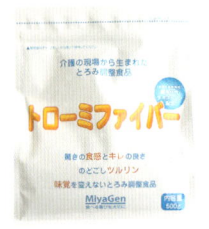

スタンディングパウチ　500g

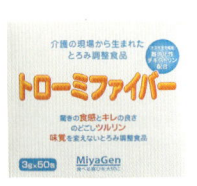

スティック分包
1箱…1包3g×50本

（問）株式会社宮源　Tel.073-455-1711　http://www.miyagen.net

後からとろみ具合を調整する場合

○**とろみが薄かったとき**
後からトローミファイバーを加えるとダマになりやすい。同じ飲み物で、とろみの濃いものを別の容器で作ってから加える。

○**とろみが濃すぎたとき**
同じ液体を加え薄めるようにかき混ぜて調整する。

ペットボトルに入った液体にとろみをつける場合

○振ることができるように、予め少し内容量を写真のように減らしておく。

○トローミファイバーを加え素早くキャップを閉め、15秒以上おもいっきり振る。

○数分間放置して、とろみ具合を確認する。

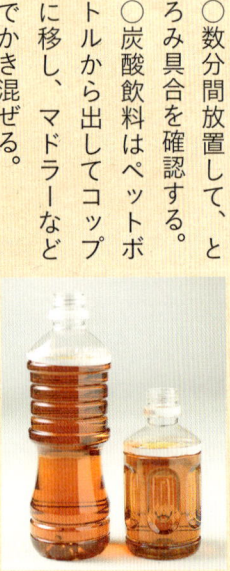

○炭酸飲料はペットボトルから出してコップに移し、マドラーなどでかき混ぜる。

ペットボトル飲料にとろみをつける

バナジウム天然水　十六茶　ストレートティー　りんごジュース　オレンジジュース

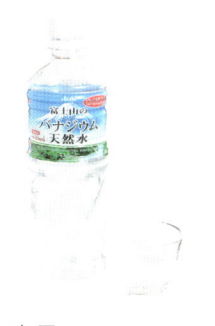

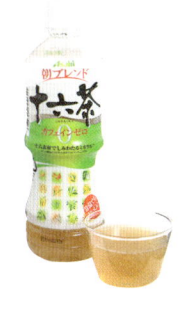

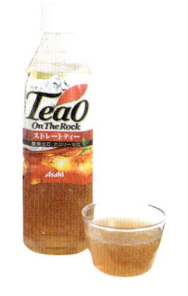

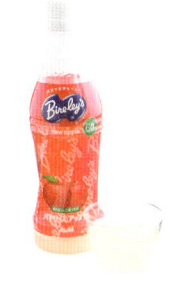

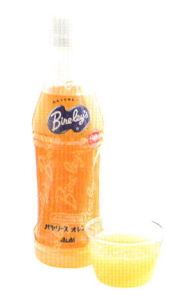

容量：500ml
トローミファイバー：2包

<作り方> 振るためにペットボトルの飲料を少し減らし、トローミファイバーを入れてキャップを閉め、おもいっきり振る。

レモンティー　野菜ジュース　十六茶

容量：280ml
トローミファイバー：1包

<作り方> 振るためにペットボトルの飲料を少し減らし、トローミファイバーを入れてキャップを閉め、おもいっきり振る。

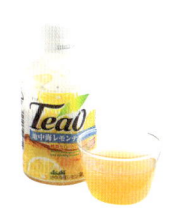

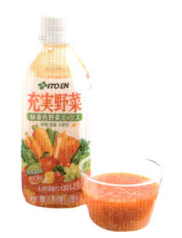

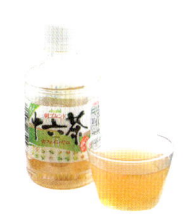

カップ飲料にとろみをつける

ミルク紅茶　カフェラテ　苺ミルク

容量：240ml
トローミファイバー：2包

<作り方> 振るためにカップの飲料を少し減らし、トローミファイバーを入れてふたを閉め、おもいっきり振る。

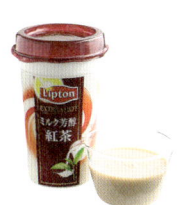

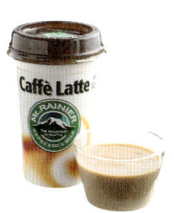

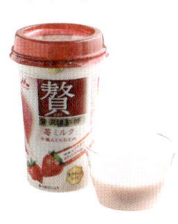

【備考】
※牛乳・乳飲料・果汁飲料・イオン飲料などはとろみが安定するまでに約5～15分程度かかる場合があります。
※お茶や温かい飲料に混ぜる場合は、ダマになりやすいので、かき混ぜながらトローミファイバーを加える。

誤嚥を防ぐための姿勢をおぼえる

車イス、ベッドで食事をするときの正しい姿勢

リクライニングの注意点

寝たきりや介護が必要な人の場合、ベッドをリクライニングさせた状態で食事をした方が安全な場合もあります。リクライニングした姿勢では、喉の部分で気道の下に食道が位置することになるので、誤嚥しにくく、食べたものがスムーズに食道に入るというメリットがあります。

一般的に30度から45度リクライニングさせた状態が安全だといわれていますが、ただ背もたれを持ち上げればいいわけではありません。リクライニング時に、いかに身体が安定しているかが問題です。首の位置や角度が快適でないと、頭を支えるために余計な筋肉を使うことになり、嚥下反射が起こりにくくなってしまいます。また、足の裏に何かがあるのとないのとでは、安定感が全然違います。腰の位置や枕の高さといったリクライニング時の姿勢を見直しただけで驚くほど楽になる場合がよくあります。いくつかのポイントをチェックし、より快適に食事をしましょう。

車イスで食べるときの注意点

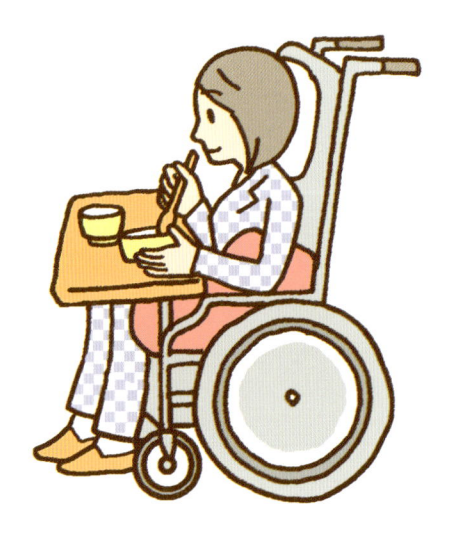

車イスで食べる際には、足台を使わず直接床に足をつけた方が体が安定して力が入り、姿勢を保ちやすくなります。左右にふらふらしてしまうようなときは、脇の下にクッションや丸めたバスタオルなどを挟んで上半身を倒れないようにしてみましょう。

安定する腰掛け方には個人差があるので、いろいろな座り方を試してみてください。

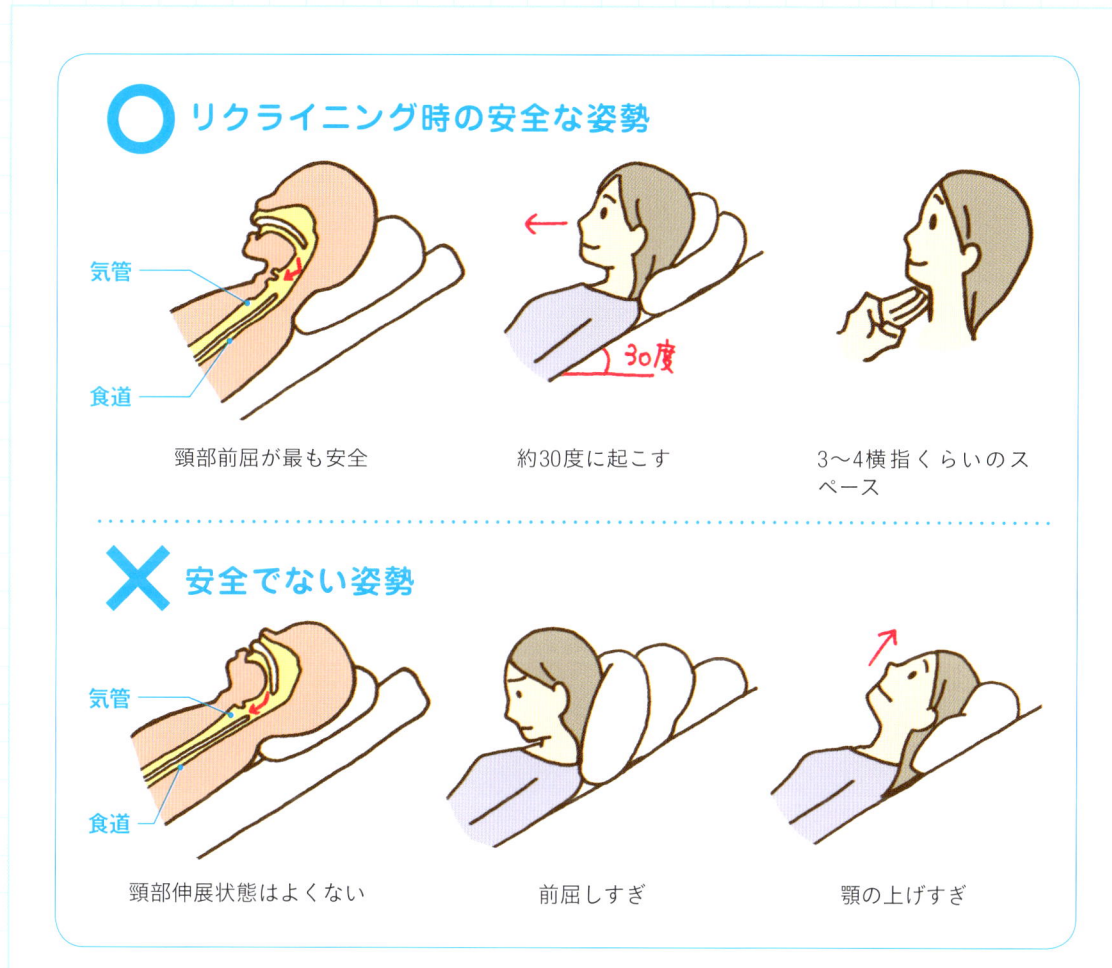

○ リクライニング時の安全な姿勢

頸部前屈が最も安全（気管／食道）

約30度に起こす

3〜4横指くらいのスペース

✕ 安全でない姿勢

頸部伸展状態はよくない（気管／食道）

前屈しすぎ

顎の上げすぎ

食後はすぐに横にならずに

飲み込まれた食べ物は、胃から十二指腸へと運ばれ、通常は食道に戻ることはありません。しかし、高齢になったり、長期間寝たきりの状態が続くと、食べ物が胃から食道へと逆流することが起こりやすくなります（胃食道逆流）。そのことによって逆流性食道炎になったりしますが、逆流した食べ物が気管に入ると誤嚥性肺炎になる危険性が高くなります。

そのため、食後はすぐ横にならず、なるべく2時間くらいはお腹を圧迫しない程度に体を起こした楽な姿勢を保つようにしましょう。リクライニングでの食後も、しばらくはベッドを少し起こした状態でくつろぐようにしてください。

食道への逆流が起こりやすいのは、胃瘻の場合も同じなので、同様の注意が必要です。

なお、便秘があると、胃が下から圧迫されるため、便秘の改善も胃食道逆流を防ぐためには効果があります。

安全に食べてもらうための準備と食べさせ方
食事の際の介護テクニック

食べる前の準備と介護のポイント

食事をするにはある程度、心と体の準備が必要です。誰でも起きてすぐには食べられないものです。特に嚥下障害のある人の場合は、「ごはんですよ」と声をかけて心の準備をしてもらったり、口の体操や、うがいができる場合はしてもらったりと口に刺激を与えることが大切になってきます。

実際に食事をする際には、食べ物を口へ運ぶ前にしっかり見てもらい、ご飯の内容（味や素材など）を楽しく紹介し、食欲（先行期）を刺激することもうまく食べてもらうポイントのひとつです。

口へ食べ物を入れるときのコツですが、試しに食卓にあるものを人に食べさせてみてください。自分で口に運ぶよりずっと食べにくいことに気付くはずです。人は無意識のうちに、慣れた量を最適の角度で口に入れているのです。

ひとりで食事ができない人に食べてもらうときは、「あーん」と大口を開けてもらうのではなく、食べ物を運ぶのは口の前までで、そこから先は出来るだけ自分の唇を使って口の中へ取り込んでもらうようにしましょう。

また、最初はゼリーなど比較的飲み込みが簡単なものから食べてもらい、嚥下のパターンを少し練習して、口や喉が馴れてから徐々に難易度をあげていくというのも安全に食事をしてもらうための方法です。

スプーンは、小さめで浅めのものが一口の分量が多くならずに口へも取り込みやすいので適しています。また、柄の部分が太く空洞になっているものが持ちやすく、疲れにくいのでおすすめです（P141）。一方的に食べさせているだけだとペースが速くなりがちなので、自分も一緒に食べる、あるいは一緒に食べているつもりになることも大切です。

誤嚥の心配から、ひとくち入れる度にしっかり飲み込んだか確認したくなる気持ちもわかりますが、少しずつ飲み込むのはかえって困難な場合があります。詰め込みすぎてはいけませんが、次の食べ物が入ってきた方が、口の中にあるものを飲み込みやすくなることもあります。いろいろな方法を試してみてください。

134

食べさせる前の準備運動

硬くなった顔面・頸部の筋肉マッサージ

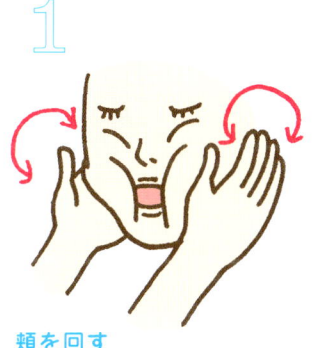

1 頬を回す
両頬を手の平で円を描くようにもみほぐす

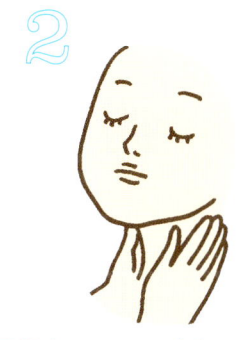

2 頸部をマッサージする
硬くなった顔面・頸部の筋肉をほぐす

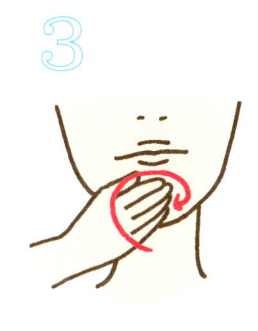

3 唇の下の皮膚を回す
口と顎の先の間を軽く押しながら刺激を与える

頬筋に刺激を与える他動運動

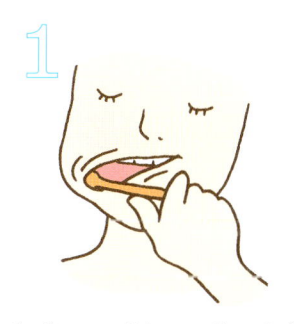

1 歯ブラシの背や、スポンジブラシを頬にあて、押し下げる

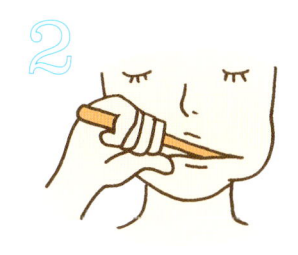

2 反対側の頬も、同様に押し下げる

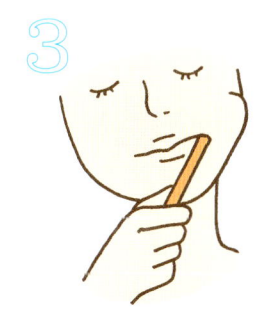

3 こんどは左右ともに頬の押し上げをする

のどのアイスマッサージ

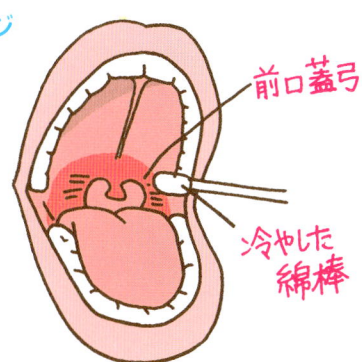

前口蓋弓
冷やした綿棒

冷やした綿棒などで喉の奥の前口蓋弓(ぜんこうがいきゅう)にそっと触れる

食事をしていなくても、口腔ケアは必須事項

介助が必要な人の口腔ケア

口腔ケアを行うときのポイント

① **歯の汚れは歯ブラシでこすって落とす**
洗口剤や薬剤でゆすいだり拭くだけでは歯垢は除去できません

② **ブラシは毛先の柔らかいものを**
口の中の粘膜は敏感になっているので刺激しないものを選びましょう（※毛先のかたい電動歯ブラシでは刺激が強すぎることがあります）

③ **必ず口の奥から手前に向かって**
口の中の汚れを飲み込んでしまわないように注意しましょう。

④ **道具は常に清潔に**
使用後はよく水洗いして乾かしましょう。

⑤ **安全に**
誤嚥を防ぐという意味でも、介護する側も指をしっかり守りましょう。

⑥ **やさしく**
口の中を人に触られるのは気分のいいものではありません。やさしいケアを心がけましょう。

⑦ **便利なグッズをうまく活用**
市販品でも便利なものがたくさんありますので（P140）、いろいろ試してみましょう。

介護するうえでの注意点

不衛生な唾液を誤嚥すると、誤嚥性肺炎になりますが、寝たきりであったり、食事をしていない人ではその危険性は高まります。高齢になると、唾液の分泌量が少なくなり、口の中が乾いている場合があります。そのため歯だけでなく、舌・上あご・歯肉・頬の内側などの口腔粘膜のケアも必要になります。乾燥した粘膜の汚れをいきなりブラシでこすると刺激が強く傷付ける事があるため、予め口腔内保湿剤（P140）などで保湿してから汚れを除去してください。

また汚染された唾液を飲み込まないように、吸引器と繋げる歯ブラシを利用して唾液を吸引しながら口腔ケアを行うこともできます。最近は便利な介護口腔ケアグッズもたくさん揃っているので、うまく活用しましょう。いずれの場合も注意すべき点は、姿勢に気をつけ、唾液や汚れた液体を誤嚥しないうに行うことです。口腔は敏感な器官ですので、声を掛けながら、やさしくケアしましょう。

口腔ケアのいろいろ

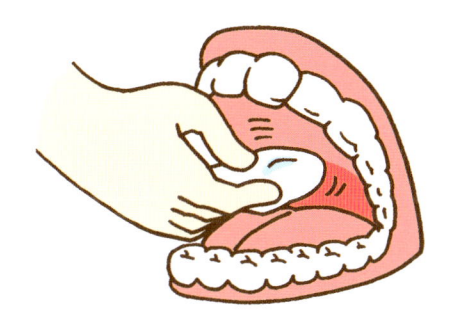

口腔ケアウエットティーの使い方

ウエットティッシュは広げて指の先に巻きつけて、歯や上あご・舌の上・ほほの内側などの汚れを奥から手前に向かって拭き取る。うがいができない人の口腔ケアでは唾液などの水分を拭き取るように使う。

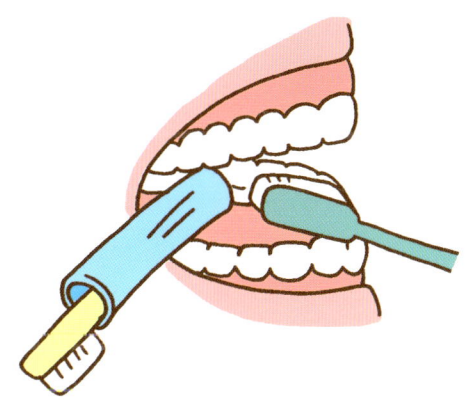

口の開きが悪い人の口腔ケア

ゴムのホースを十センチ程に切ったものを奥歯で噛んでもらい、その中に歯ブラシなどの柄を差し込むことで口が閉じてしまうのを防ぐ。開口保持をすることで介護者の指を咬まれる心配がなくなり安全に口腔ケアができ、ケアを受ける人は口を開けている負担が軽減される。

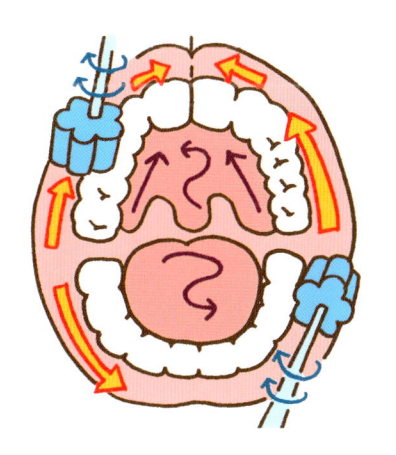

スポンジブラシの使い方

ブラシをぬらしてから水分を絞り、口の中を奥から手前に向かって掃除する。スポンジブラシが上唇の裏のひだをまたぐと痛みを感じるため、左側、右側と分けてこする。

※取材協力：ふれあい歯科ごとう　歯科衛生士／篠原弓月

おいしく・安全に食事をたのしむための
いろいろあります市販品

酵素を用いて食材をやわらかくしたおすすめの品

ソフトデリ

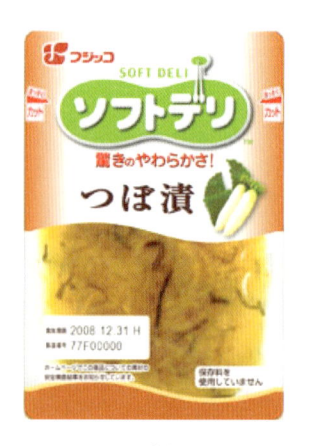

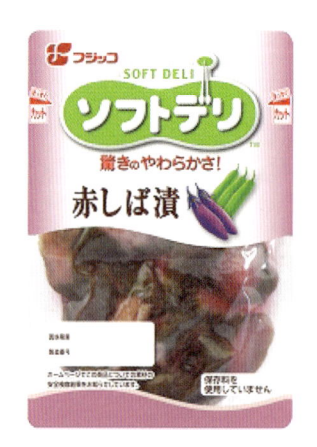

つぼ漬け　　　　赤しば漬け

各100g入り　160円　フジッコ（株）

驚きのやわらかさなのに、見た目・味わいともに最高の漬け物。

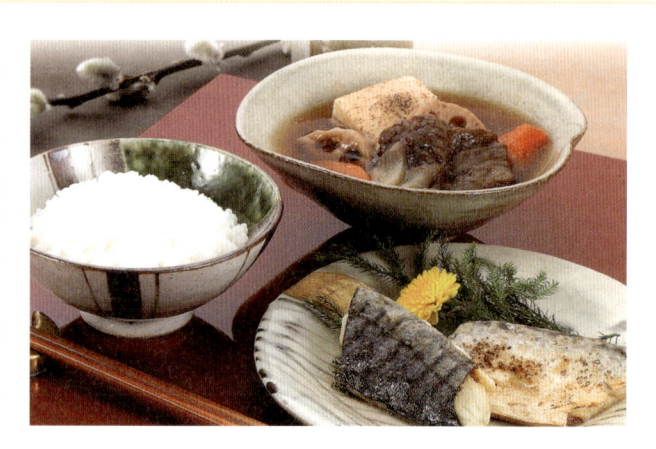

形を保ちながら軟らかく

嚥下回復支援食『あい～と』は、かたい野菜や肉も独自の酵素均浸法で、食材本来の形・色・味を活かした食事を実現。値段は1食「さばの塩焼き」・「すき焼き風寄せ煮」各399円。「ごはん」は221円。他にもバリエーション多数。

あい～と
0120-400-141　月曜～金曜9:00～17:00
（祝祭日、年末年始・お盆を除く）

りらく

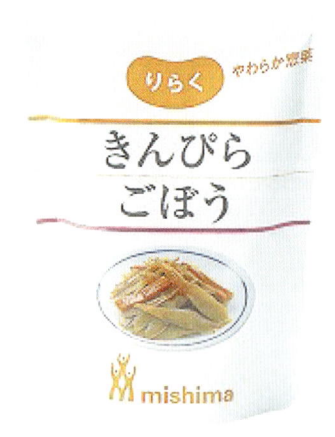

きんぴらごぼう

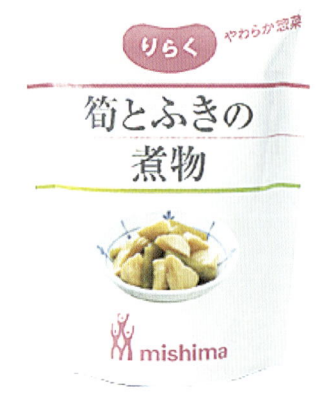

筍とふきの煮物

各80g入
きんぴらごぼう　　210円
筍とふきの煮物　　262円
三島食品（株）

見た目はそのままなのに、歯ぐきでつぶせるやわらかさ。和総菜のやさしい味わいが人気。

買いおきしておくと便利なやわらか食材

やさしい献立（もっともやわらかい）

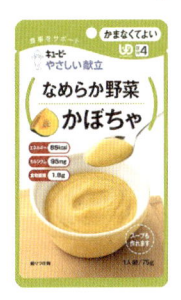

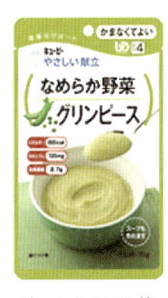

なめらか野菜
かぼちゃ

なめらか野菜
グリンピース

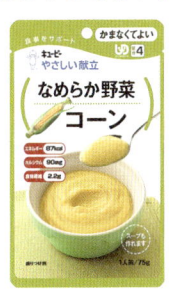

なめらか野菜
コーン

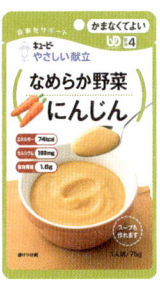

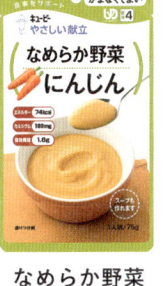

なめらか野菜
にんじん

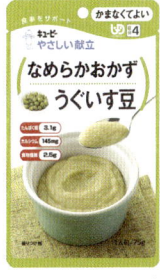

なめらかおかず
うぐいす豆

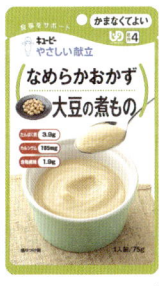

なめらかおかず
大豆の煮もの

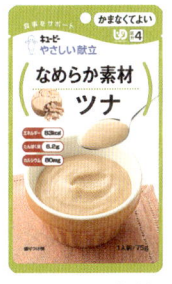

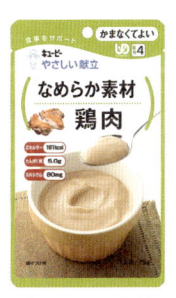

なめらか素材
ツナ

なめらか素材
鶏肉

各75g入　141円　キユーピー（株）

おかず、野菜、素材をなめらかに裏ごししたもの。そのままで食べやすいところが人気。

高たんぱくディッシュふんわりムース

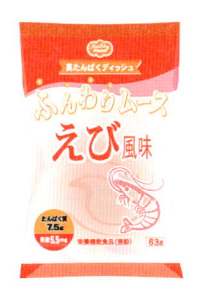

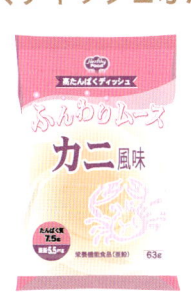

えび風味

カニ風味

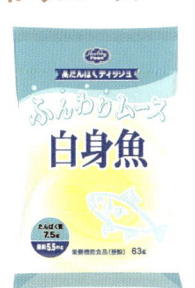

白身魚

各63g入り　178円　ヘルシーフード（株）

素材のおいしさを活かしたやさしい味わいのムース。

やさしい献立

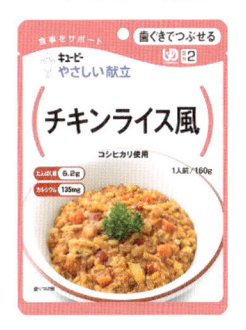

チキンライス風

160g入　190円
キユーピー（株）

10種類以上の素材を使用。たんぱく質、食物繊維、カルシウムに配慮。減塩。味わいは本格的な美味しさ。

やさしい献立（容易にかめる）

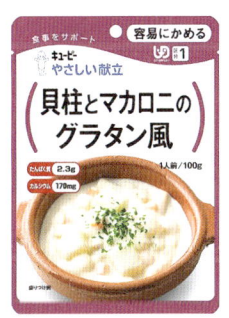

貝柱とマカロニのグラタン風

1袋100g入り　190円
キユーピー（株）

通常の料理に近いまま、かみやすく工夫。

商品お問い合わせ先

P138〜141で紹介した商品（『あい〜と』以外）は右記のフリーダイアルまたはホームページから購入可能。詳細が載ったカタログもご請求可能。

ヘルシーネットワーク
0120-236-977
0120-918-950 ←初めてご注文される方
http://www.healthynetwork.co.jp/

歯科衛生士の先生推薦の便利な道具拾
市販のアイテムを活用する

口腔ケア

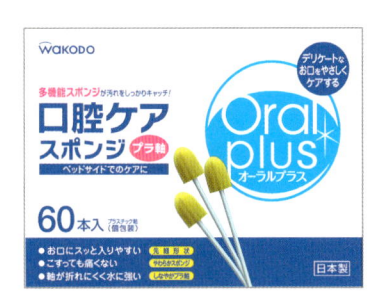

口腔ケアスポンジ
口の中の汚れをやさしく拭き取る、口腔ケア用のスポンジブラシ。先が細くなっているので使いやすい。原則スポンジブラシは全て使い捨て商品。再利用をすると、菌が口腔内に残り、誤嚥性肺炎の原因に。

60本入　2,520円
発売元・和光堂(株)

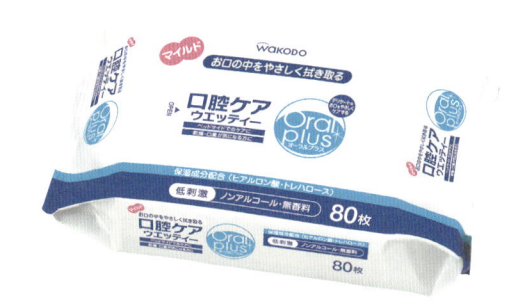

口腔ケアウエッティーマイルド
口腔内の汚れをやさしく拭き取る口腔ケア専用ティッシュ。アルコールフリーだから、口内の傷や唇のひび割れにもピリピリしない。

80枚　472円
発売元・和光堂(株)

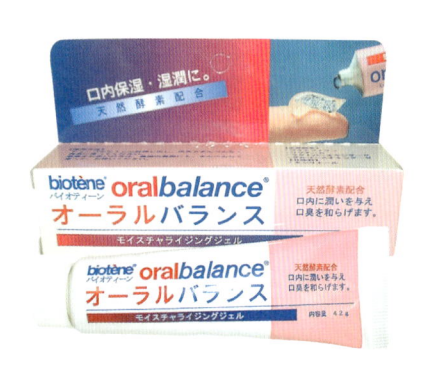

オーラルバランス
口内に潤いを与えて、口臭をやわらげるジェル。手の甲に1.5cmくらいを出してなめらかになるまでのばしてから口内に薄くつける。ダマになったまま塗ったり、必要以上に大量に塗ると誤嚥のもとになるので注意。

42g　1,995円
ティーアンドケー(株)※OEM
(OEM：アメリカ　ラクリード社)

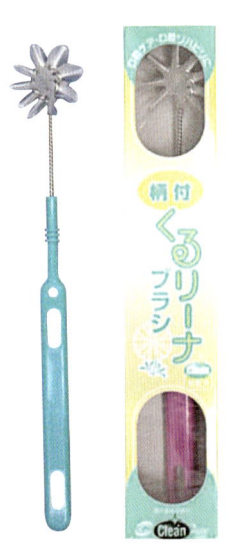

柄付くるリーナブラシ
口の中の粘膜や舌を清掃するためのブラシ。柄がしなるので、唇と歯の間や、頬の内側などもやさしくマッサージ可能で、口内のストレッチができる。

493円
(株)オーラルケア

介護食器

病人ぽくないデザインが良い！

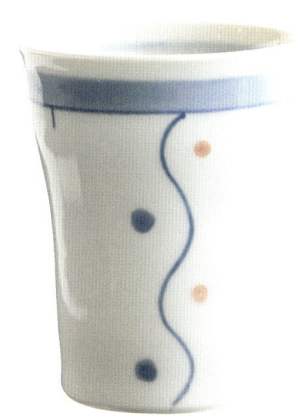

ほのぼの湯のみ
GOOD DESIGN

湯のみの内側に傾斜がついているので、頭を傾けずに、肘を高く持ち上げることなく水分補給ができます。

1,260円
発売元・(株)コラボ

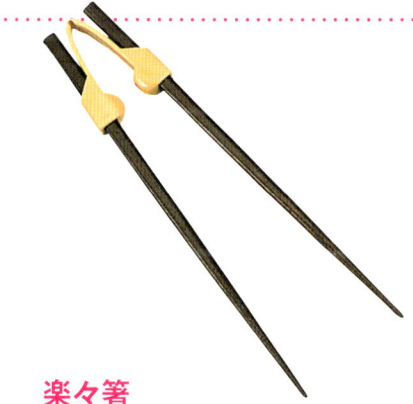

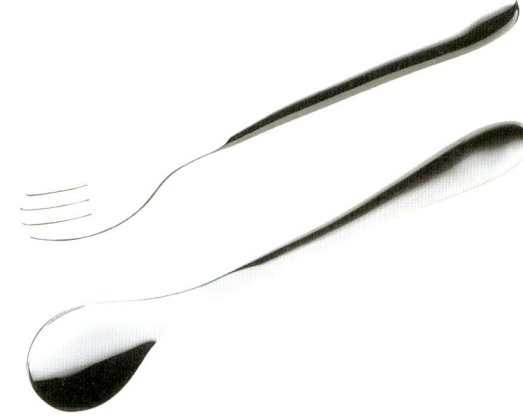

チャイルドスプーン
チャイルドフォーク
GOOD DESIGN

全体にふっくらと持ちやすい形で、軽量。カレースプーンを使っていらっしゃる方が多いのですが、実は1回に口に運ぶ量はティースプーンが適量。カレースプーンの量では多すぎて誤嚥の恐れがあります。

各945円
発売元・(株)コラボ

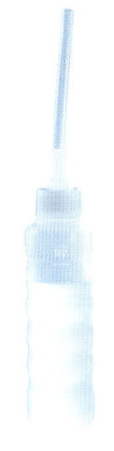

楽々箸

握力の弱くなった方や、箸先がかみ合いにくくなった方。また利き手でなくても使うことができます。

1,155円
発売元・(株)コラボ

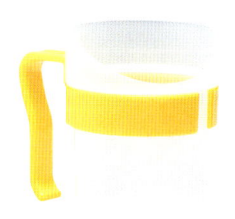

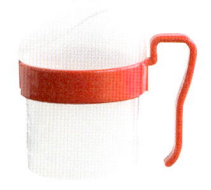

黄色　150ml(大)　　赤　80ml(小)

Uコップ

コップの縁を斜めにカットしてあるので、あごを引いたままでもスムーズに飲むことができます。

大、小、各924円
発売元・ファイン(株)

アクアジュレパウチ
詰め替えボトル

本来は、その名のごとくゼリー飲料の詰め替えボトルとして販売されている商品。ボトルが適度なやわらかさで、のどの奥に食べ物を適量流し込めるため、食器としても優秀。

2個入り　346円
発売元・(株)フードケア

嚥下障害とうまく付き合っていくために
おわりに

実際に窒息するのはどんな人？

本書では嚥下障害の様々な危険性について紹介してきましたが、その中でもすぐに命に関わるのが窒息です。平成20年に行われた死因の人口動態調査（厚生労働省）では年間4,727人が窒息によって亡くなっていますが、65歳以上の方がそのうち約9割を占めていることから、高齢者の窒息の問題はそれだけ深刻といえます。

しかし、重度の嚥下障害のある方の窒息は意外に少なく、むしろ、軽度の嚥下障害があるにも関わらず、ご本人の自覚がなく、食べものをあまり噛まずに飲み込んで窒息してしまうケースが実際には多く、男性が多数を占めます。自分で食べやすいように料理をする女性に対し、男性は自分が嚥下障害だと認めたくないという気持ちが強く、おにぎりやお寿司など市販品を食べることが多いこともあるのでしょう。

しかし今や高齢化・核家族化ですし、市販食品に頼る機会が増えています。世の中全体に、もう少しバリアフリーな食品と嚥下障害の知識が普及することを期待します。

先人の知恵に習う

嚥下障害は、最近の病気ではありません。人間は高齢化すると必ずある程度の嚥下障害になってきました。その証拠に、金沢の治部煮、沖縄のラフテーのように嚥下障害があっても食べやすい郷土料理が存在します。

他にも、お年寄りが食べやすいように考えられたその地方独特の先人の知恵がきっとあるはずです。そのような、そのまま嚥下食として通用するような郷土料理を探してみてください。恐らくそこには、この本で紹介した料理とはまた違った先人のアイデアが詰まっていて、これからの献立を考えるときのヒントになると思います。

いったん調理したものをミキサーにかけたりと手を加えるのは精神的にも大変です。できれば、行程が少なく、やわらかさやのど越しが美味しさである料理を探してください。

嚥下障害があるからといって「これしか食べられない」と諦めるのではなく、「あれなら食べられる」と、食べられるものを探して、その選択肢を増やしていくことを楽しんでください。

自分で選ぶことが大切

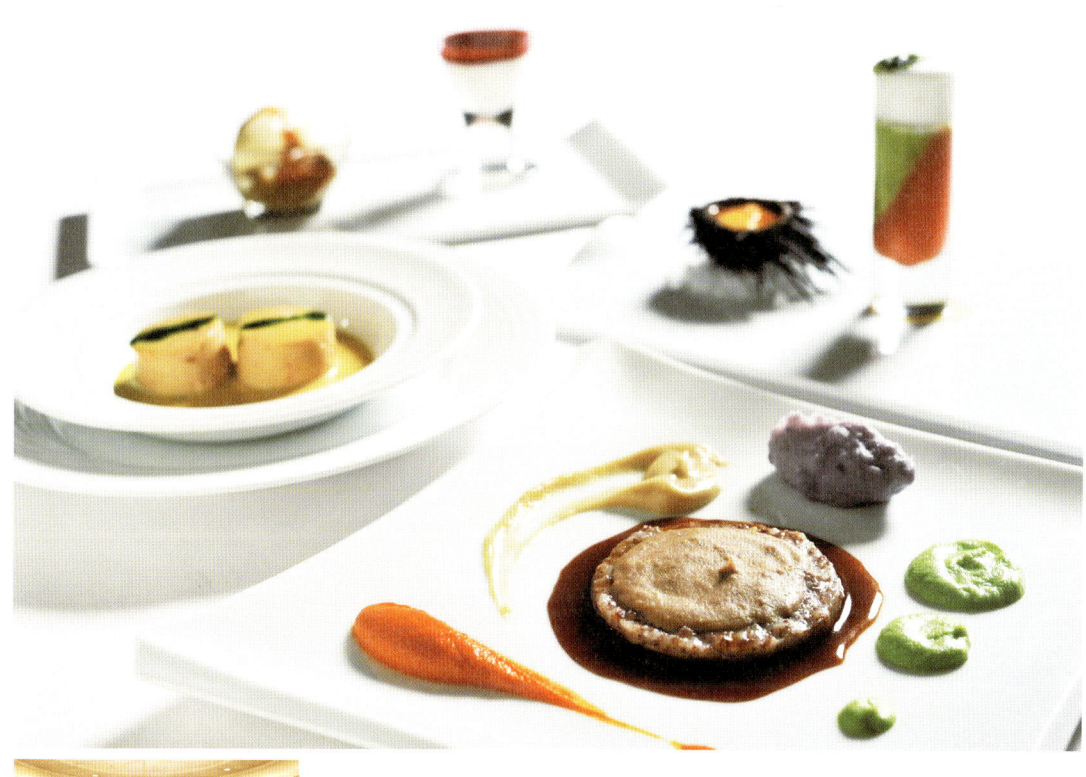

嚥下障害だから外食できないと思い込む必要はありません。メニューの多いファミリーレストランでは、シチューやドリア、おかゆ、プリンなどスプーンで食べられるものが豊富ですし、中華料理店にも、あんかけレシピや、とろみのついたスープなどがあります。

また昨今、全国的に嚥下食対応のレストランも増えてきました。都内にある『ホテルメトロポリタン エドモント』のフレンチレストラン『フォーグレイン』では、ピューレやジュレなどフレンチの手法を用いて、一緒に行った方と同じメニューのフルコースをいただくことができます。この他、新潟県の『ホテルオークラ』、群馬県の『シュー・ヴェール』などもあります。

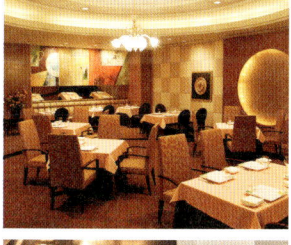

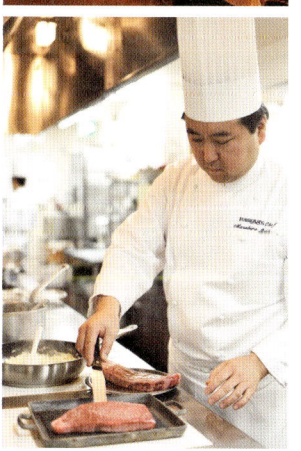

『ホテルメトロポリタン エドモント』フレンチレストラン「フォーグレイン」料理長 石原雅弘 氏。

『NPO法人群馬摂食・嚥下研究会』

"嚥下障害の方も、ご家族と同じ食事を楽しもう"をコンセプトに「樂食を愉しもう会」を不定期で開催しています。

ホームページ http://studygroup.kai-dental.jp/jisseki

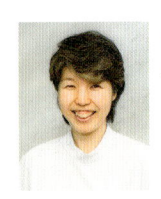

藤谷順子
Junko Fujitani

国立国際医療研究センター病院　リハビリテーション科医長・医学博士。昭和62年筑波大学医学専門学群卒。東京医科歯科大学神経内科で研修後、昭和64年よりリハビリテーション科医師となる。東京大学医学部附属病院リハビリテーション、国立療養所東京病院、埼玉医科大学、東京都リハビリテーション病院、東大病院、東京都リハビリテーション病院を経て、2002年7月1日より、国立国際医療センターリハビリテーション科医長に就任。
東京大学・東京医科歯科大学・新潟大学非常勤講師、日本リハビリテーション医学会評議員、社会保険委員、日本摂食・嚥下リハビリテーション学会監事、学会誌編集委員を務める。
著書に、『誤嚥を防ぐケアとリハビリテーション』日本看護協会出版会、『誤嚥性肺炎〜抗菌薬だけに頼らない肺炎治療〜』医歯薬出版、『図解かみにくい・飲み込みにくい人の食事』主婦と生活社などがある。

テクニック図解
かむ・飲み込むが難しい人の食事

2011年12月15日　第1刷発行
2025年5月13日　第13刷発行

監修　藤谷順子（ふじたにじゅんこ）
発行者　清田則子
発行所　株式会社講談社
　　　　〒112-8001　東京都文京区音羽2-12-21
　　　　販売　TEL 03-5395-5817
　　　　業務　TEL 03-5395-3615
編集　株式会社　講談社エディトリアル
代表　堺　公江
　　　　〒112-0013　東京都文京区音羽1-17-18護国寺SIAビル
　　　　編集部　TEL 03-5319-2171
印刷所　NISSHA株式会社
製本所　大口製本印刷株式会社

定価はカバーに表示してあります。
本書のコピー、スキャン、デジタル化等の無断複製は著作権法上での例外を除き禁じられております。
本書を代行業者等の第三者に依頼してスキャンやデジタル化することはたとえ個人や家庭内の利用でも著作権法違反です。
乱丁本・落丁本は、購入書店名を明記の上、講談社業務あてにお送りください。
送料小社負担にてお取り替えいたします。
なお、この本についてのお問い合わせは、講談社エディトリアルあてにお願いいたします。

©Junko Fujitani 2011 Printed in Japan
N.D.C.645 143p 26cm ISBN978-4-06-217406-0